Voor jou zeker...?!
Over gehechtheid en basisvertrouwen

Werken in SPH

Redactie: Dick de Bie
Ab Bobbink
Marijke van Bommel
Maria van Deutekom
Mathieu Heemelaar
Marja Magnée
Alfons Ravelli

Voor jou zeker...?!
Over gehechtheid
en basisvertrouwen

Auteur: Hans van der Ham

Bohn Stafleu Van Loghum
Houten/Diegem, 2002

ISBN 90 313 3641 6
NUR 840, 847
D/2002/3407/095

Ontwerp omslag en binnenwerk: Studio Bassa, Culemborg

Bohn Stafleu Van Loghum
Het Spoor 2
3994 AK Houten

Kouterveld 2
1831 Diegem

www.bsl.nl

Inhoud

Door een kooi loopt een moederaap. Een babyaapje probeert zich aan de moeder vast te klampen. De moeder lijkt zich niet om haar jong te bekommeren, waardoor dit half over de grond wordt meegesleept. De moeder trekt de baby van zich af en loopt weg.

Het babyaapje geeft niet op, krabbelt achter de moeder aan, probeert met krijsen en kijken haar aandacht te vangen en klampt zich opnieuw aan haar vast. De moederaap trekt haar jong opnieuw van zich af, schuift het van zich af, en klimt snel langs een stang naar een hoger gelegen deel van de kooi. Het jong, dat nog niet in staat is om te klimmen, klampt zich wanhopig aan de stang vast. Het maakt zachte geluidjes en kijkt met grote ogen omhoog naar de moeder. De moeder heeft zich van haar jong afgewend en kijkt onrustig om zich heen.

(Beschrijving van een fragment uit een gefilmd experiment met rhesusapen, halverwege de twintigste eeuw opgezet en uitgevoerd door Harlowe in het kader van onderzoek naar gehechtheid. De moederaap uit dit fragment heeft zelf als klein aapje alleen een 'kunstmoeder' van bont en metaaldraad gekend.)

Inleiding

Wat is hechting? Waar komt het begrip hechting vandaan, en welke andere termen worden er gebruikt? Wat is een hechtingsprobleem en wat is een hechtingsstoornis? Wat is het gevolg van hechtingsproblemen, en hoe moet je daar in de behandeling mee omgaan?

Op al deze vragen zal in dit boek ingegaan worden. Niet uitputtend, maar voldoende om de lezer (student, beroepsopvoeder, ouder, belangstellende) een beeld te geven van wat de achtergronden en implicaties zijn van een verstoorde hechtingsrelatie.

In hoofdstuk 1 krijgt het begrip hechting een historische context. Kort wordt ingegaan op de geschiedenis van het begrip hechting, waarna twee belangrijke theorieën uitgebreider besproken worden.

Vervolgens worden in hoofdstuk 2 de termen 'hechtingsstoornis' en 'hechtingsprobleem' onderscheiden. Het gedrag dat het gevolg kan zijn van hechtingsproblemen/-stoornissen wordt nader belicht, waarbij ook aandacht wordt besteed aan een aantal problematieken die hieraan gerelateerd zijn. Aan het einde van dit hoofdstuk wordt kort ingegaan op de diagnostiek van hechtingsproblemen/-stoornissen.

Hoofdstuk 3 geeft een overzicht van de wijze waarop de behandeling van hechtingsproblemen/-stoornissen in de praktijk vorm heeft gekregen. Aansluitend daarop vindt de lezer in hoofdstuk 4 een bespreking van de diverse voorzieningen uit het werkveld die een rol spelen bij de behandeling, belangenbehartiging of informatievoorziening.

In hoofdstuk 5 passeert een aantal ontwikkelingen ten aanzien van hechtingsproblemen/-stoornissen de revue.

Hoofdstuk 6 ten slotte gaat in op de opleiding en de professionalisering van diegenen die in hun stage of werk met kinderen en jeugdigen met deze problematiek te maken krijgen.

1 Hechting en gehechtheid: een kort historisch overzicht

Voor een goed begrip van de inhoud van de huidige ideeën over hechting en hechtingsproblemen, is het zinvol de lijn van de geschiedenis te volgen die uiteindelijk tot deze ideeën geleid heeft. Als eerste worden daartoe een aantal personen gevolgd die aan de wieg hebben gestaan van het onderzoek naar hechting en hechtingsproblemen, en de behandeling daarvan. Vervolgens worden twee theorieën op hun hoofdpunten, als belangrijke exponenten uit die geschiedenis voor respectievelijk de ontwikkeling van hechting in zijn geheel (Bowlby) en die in de Nederlandse situatie (De Lange) besproken.

1.1 Freud en Aichhorn

Een belangrijk deel van de groei van kennis over hechting en hechtingsproblemen loopt langs de lijn van de psychoanalyse. Het formuleren van de theorie van de psychoanalyse door Freud kan daarbij als startpunt beschouwd worden van de gefundeerde belangstelling voor de gevolgen van vroegkinderlijke ervaringen op de latere ontwikkeling. In het voorwoord van *Verwaarloosde Jeugd* dat Aichhorn in 1952 schreef, geeft Freud een verklaring voor de belangstelling voor psychoanalyse bij degenen die met de 'heropvoeding' van kinderen en jongeren bezig zijn:

"Het kind is het voornaamste onderwerp van het psychoanalytisch onderzoek geworden; in deze zin heeft het de neuroticus, waarmee het werk werd begonnen, afgelost. De analyse heeft ons in de zieke het weinig veranderd voortlevende kind getoond ..."
(Aichhorn, 1979, p. 9)

Zelf erkent Freud in datzelfde voorwoord onvoldoende te zijn toegekomen aan de opvoedkundige toepassing van zijn ideeën, en gunt alle eer daarvoor aan zijn 'pedagogische vrienden'.
August Aichhorn was een van die pedagogische vrienden. Aichhorn wordt beschouwd als een pionier in het werken met wat aan het begin van deze eeuw 'ontspoorde', 'onmaatschappelijke' of 'dissociale jongeren' werd genoemd. In het Wenen van kort na de Eerste Wereldoorlog werd hij voor de

taak gesteld een internaat op te zetten voor een deel van de door die oorlog ontwortelde kinderen. Naast de toepassing van de psychoanalytische ideeën bij de heropvoeding van deze kinderen is hij gaan werken met de invloed van de omstandigheden en gebeurtenissen binnen de leefsituatie van de (behandel)groep.

Aichhorn maakt een duidelijk onderscheid tussen de *verwaarlozende factoren* (dat wat ertoe geleid heeft dat het kind verwaarloosd is), en het *gedrag* van de verwaarloosde. Waar het gedrag van de verwaarloosden ter sprake komt, kiest Aichhorn voor de term 'verwaarlozingsverschijnselen'.

Aichhorn doet dit vanuit de stelling dat het beschreven gedrag niets anders is dan het zichtbaar worden van de verwaarlozing die reeds in bedekte vorm aanwezig was. Het gevaar van het niet onderkennen van dit onderscheid is volgens Aichhorn dat de 'heropvoeder' zich bij de behandeling van de verwaarloosde zal richten op het wegnemen van de verwaarlozingsverschijnselen, in plaats van het opheffen van de verwaarlozende factoren. (Een praktijk die hij in zijn tijd in Wenen dagelijks kon waarnemen in de door hem verfoeide kazernes waar dissociale en delinquente jongeren met tucht en lichamelijke arbeid 'heropgevoed' werden.)

Toelichting: Als je deze gedachte over zou zetten naar de medische praktijk zou je het kunnen vergelijken met een dokter die de koorts bestrijdt met paracetamol, en de ontstoken blindedarm onbehandeld laat.

1.2 Redl & Wineman

Voortdurend experimenterend en deels voortbouwend op de ideeën van Aichhorn, startten Redl & Wineman in 1946 in Detroit een project met de naam 'Pioneer House Project'. Het was de derde fase in een reeks met het Detroit Group Project, en het Detroit Group Project Summer Camp als voorlopers. In het Pioneer House werd – als experimenteel tehuis voor groepstherapie – een langere tijd met zogenaamde 'delinquente' of 'agressieve jongens' geleefd en gewerkt. In het Detroit Group Project was de intensiteit beperkt gebleven tot dagelijkse contacten, en een wat langere periode achtereen gedurende het Detroit Group Project Summer Camp. Redl & Wineman waren hierbij op zoek naar de achtergronden en behandelmogelijkheden van de 'haat', die zij beschouwen als de drijvende kracht achter het gedrag van deze agressieve jongens. Deze haat – en de behandeling daarvan – is daarmee het centrale thema in het werk van Redl & Wineman.

Zij gaan er in hun visie vanuit dat de haat een extreme verschijningsvorm is van agressie, een uit de psychoanalyse afkomstige dynamiek van de psyche. Het tragische van deze kinderen – en tevens de reden waarom ten tijde van het Pioneer House Project zo weinig over hun gedrag bekend was – is volgens Redl & Wineman dat 'kinderen die haten' verworden tot 'kinderen die men nergens wil hebben'. Hun gedrag is te extreem, en opvoeders noch hulpverleners vinden de aansluiting om met deze kinderen in relatie te kunnen komen. In het boek *Kinderen die haten*, dat verslag doet van de achtergronden en het verloop van het Pioneer House, beschrijven Redl & Wineman de doelen die zij met dit project hoopten te bereiken. De doelen wijzen duidelijk op de experimentele fase waarin het werk van Redl en Wineman zich bevond. Vrij vertaald waren ze op zoek naar ervaringen met deze jongeren, mogelijkheden tot aansluiting bij de jongeren en de behandelmogelijkheden van de problematiek. In juni 1948 komt er ondanks de veelbelovende resultaten, een vroegtijdig einde aan het experiment van het Pioneer House. De financiële steun om het project voort te zetten ontbreekt. Wel zullen Redl & Wineman hun ervaringen uit het project en een uitwerking van hun ideeën neerleggen in twee boeken, het eerdergenoemde *Kinderen die haten* en *De behandeling van het agressieve kind* (1952). Beide boeken en hun auteurs blijken later een grote inspiratiebron te zijn voor anderen die zich bezighouden of hebben gehouden met de ontwikkeling van theorieën over deze kinderen en jongeren en de behandeling daarvan.

1.3   Casus

Voordat we verdergaan met een uitgebreidere beschrijving van theorieën van Bowlby en De Lange, zal eerst een (fictieve) casus gepresenteerd worden. De casus zal in de verdere toelichting de theoretische concepten van Bowlby en De Lange een illustratieve rol spelen. In hoofdstuk 3 zal uiteengezet worden op welke wijze deze theorieën vertaald worden in methodisch handelen. Ook dit zal weer ondersteund worden met een uitwerking naar de hieronder gepresenteerde casus van Ivanko.

Ivanko is een jongen van elf jaar. Zijn moeder, mevrouw S., beviel van Ivanko toen ze eenentwintig jaar was. Ze had toen al een dochtertje van twee jaar, Nadya. Mevrouw S. is niet getrouwd.
Ivanko is geboren uit een relatie tussen mevrouw S. en de heer A. Deze relatie heeft na de geboorte van Ivanko nog twee jaar geduurd, en werd vooral gekenmerkt door heftige ruzies. Ivanko is getuige geweest van deze ruzies die gepaard gingen met verbaal en fysiek geweld. Ivanko's vader woonde in die periode af en toe bij hen in huis. Moeder werkte in een bar en liet 's avonds de verzorging van de kinderen over aan Ivanko's vader of aan de buurvrouw. Toen Ivanko twee jaar was, is zijn vader opgepakt en veroordeeld voor mishandeling van Ivanko's moeder. Sindsdien is hij uit beeld verdwenen.

Moeder is het tweede kind uit een gezin met vijf kinderen, van twee verschillende vaders. Moeders moeder (MM) zat in de prostitutie. Moeders vader (MV) was een veel oudere man, die na een langdurig ziekbed overleden is toen moeder acht jaar oud was. Moeder heeft dit bewust meegemaakt. Zij was gek op haar vader, en heeft hem deels verzorgd toen deze op zijn ziek-

bed lag. Vanaf haar tiende tot aan haar twaalfde jaar is moeder regelmatig
door haar stiefvader (StV) seksueel misbruikt. Moeder heeft dit uiteindelijk
met haar moeder besproken, maar werd niet geloofd. Wel is het misbruik kort
daarna gestopt. Op haar vijftiende liep moeder van huis weg, en trok in bij
een oudere vriend. Na een aantal relaties en wisselende woonplekken kreeg
zij een verhouding met de vader van Nadya, een vertegenwoordiger die ze
leerde kennen via haar werk in de bar.

De vader van Nadya – de heer B. – was al getrouwd toen hij een kortstondige
relatie had met mevrouw S. Hij is nog steeds bij zijn vrouw, bij wie hij reeds
twee kinderen had toen Nadya geboren werd. Zijn vrouw heeft inmiddels
geaccepteerd dat hij – ook na beëindiging van de relatie met mevrouw S. – de
verantwoordelijkheid voor Nadya op zich heeft genomen. De heer B. ziet
Nadya regelmatig, en ook voor Ivanko is hij inmiddels een constante per-
soon. Ivanko gaat ook wel eens mee als Nadya haar vader bezoekt.

Thuis en in de buurt gaat het slecht met Ivanko. Hij luistert slecht naar zijn
moeder, komt 's avonds veel te laat thuis, en zoekt vooral de oudere jon-
gens op. Met deze oudere jongens gaat hij de buurt in, waarbij hij al twee
keer door de politie is thuisgebracht. Een keer was hij betrokken bij een win-
keldiefstal, een andere keer bij het kapotmaken van een hek en het mishan-
delen van een geit die in de wei liep. Met kinderen van zijn eigen leeftijd
heeft hij geen aansluiting. Ze zijn bang voor hem, omdat hij zijn eigen zin,
desnoods met gebruik van agressief gedrag, doordrukt.
Ivanko plast 's nachts nog regelmatig in zijn bed. Ook heeft hij last van
nachtmerries. Hij is dan plotseling een klein jongetje dat alleen nog bij zijn
moeder of oudere zusje in bed wil slapen.
Op school zijn ook de nodige problemen. Ivanko beschikt over voldoende
verstandelijke vermogens, en als hij gemotiveerd aan het werk gaat, behaalt
hij goede resultaten. Met name op de computer kan hij aardig uit de voeten.
Het is echter moeilijk Ivanko te motiveren, en ook de slechte relaties met de
andere kinderen brengen hem regelmatig in een lastig parket. Bovendien is
er de laatste tijd in toenemende mate sprake van ongeoorloofd schoolver-
zuim. Zijn huidige leerkracht is al twee jaar met hem meegegaan naar het vol-
gende leerjaar. Hij is duidelijk en betrouwbaar in zijn eisen en grenzen, en
heeft inmiddels een werkzame band met Ivanko opgebouwd. De leerkracht
heeft ook regelmatig contact met moeder. Hij heeft echter zijn zorgen uitge-
sproken voor het volgende jaar, waarin Ivanko bij een andere, zeer jonge en
onervaren leerkracht zal komen.

Moeder heeft af en toe een relatie met een man, die steevast aan de kinderen
als 'de nieuwe papa' wordt voorgesteld.
Het contact tussen Ivanko en de nieuwe vrienden van moeder lijkt een vast
patroon te ontwikkelen. De eerste weken zoekt hij toenadering, en lijkt er een
– meestal wat stoere – vader-zoonband te ontstaan. Daarna gaat het meestal

fout, en reageert hij boos op elke bemoeienis van de kant van moeders vriend. De ruzies die hieruit ontstaan, zijn niet zelden de voorbode van het verbreken van de relatie tussen moeder en haar vriend.

1.4 Bowlby's theorie van Attachment

De attachmenttheorie is ontwikkeld en beschreven door de Engelse, en van oorsprong psychoanalytisch geschoolde psychiater John Bowlby. Op 21-jarige leeftijd werkte hij al op een school voor 'sociaal-emotioneel onaangepaste kinderen', waar hij naar eigen zeggen getuige was van de ernstige gevolgen van vroegkinderlijke scheidingservaringen. Na zijn opleiding tot psychiater deed hij een aantal onderzoeken naar de achtergronden van jeugddelinquentie. Opnieuw vielen hem de diverse scheidingservaringen op waar een belangrijk deel van deze jongeren in de eerste levensjaren mee geconfronteerd waren. Mede op basis van deze ervaringen ontwikkelde Bowlby begin jaren vijftig een eerste versie van de attachmenttheorie. Centraal in deze theorie staat het belang van de hechtingsrelatie in de eerste levensjaren voor de emotionele ontwikkeling. In het begin oogstte zijn theorie veel kritiek, maar na een aantal herformuleringen van zijn kant kan de attachmenttheorie inmiddels gerekend worden tot een van de belangrijkste theorieën over hechting en hechtingsproblemen.

Hoewel de basis voor zijn theorie gelegd werd vanuit de psychoanalyse, heeft Bowlby daar op een aantal vlakken afstand van genomen. Enerzijds ontstond dit doordat hij zich voor de ontwikkeling en ondersteuning van zijn theorie tot andere wetenschappelijke onderzoeksmethodes wendde, anderzijds adopteerde hij voor de uitwerking van zijn theorie een aantal concepten uit andere theoretische stromingen. De attachmenttheorie kan dan ook beschouwd worden als een eclectische theorie.

Op de verschillende onderzoeksmethodes zullen we hier verder niet ingaan. Voor een goed begrip van de ontwikkeling van de attachmenttheorie is het echter belangrijk wel een van de geadopteerde theorieën, namelijk 'de regelsysteemtheorie van instinctief gedrag', kort uit te leggen.

1.4.1 Instinctief gedrag

De term 'instinctief gedrag' zoals door Bowlby in zijn hechtingstheorie verwerkt, is een beschrijvende term met als doel bepaald gedrag te categoriseren met behulp van een aantal kenmerken.

Bij instinctief gedrag gaat het om gedrag dat:

- door bijna alle leden van een soort – of leden van een geslacht binnen de soort – op een herkenbare wijze en volgens een voorspelbaar patroon vertoond wordt;
- deel uitmaakt van een opeenvolgende reeks van gedragingen, en dus niet afhankelijk is van een enkele aanleiding;

– als functie heeft dat (een deel van) het gedrag de overlevingskansen van
het individu en/of de soort verhoogt;
– onafhankelijk van omgevingsfactoren vertoond wordt.

*Als voorbeeld van instinctief gedrag met de bovenstaande kenmerken zou je
het baltsgedrag van bepaalde vogelsoorten kunnen nemen. De rituele dans
van het mannetje dat enerzijds bedoeld is om de vrouwtjes te verleiden, en
anderzijds om concurrerende mannetjes te verjagen. Het baltsgedrag maakt
deel uit van het paringsritueel, waarbij uiteindelijk de sterkste/mooiste vogel
de kans krijgt op reproductie van de soort, en het sterkste genetische materi-
aal wordt doorgegeven.*

De herkomst van het instinctieve gedrag plaatst Bowlby in de evolutie, waarvoor we vele tienduizenden, zo niet honderdduizenden jaren terug moeten in
de tijd. In die tijd ontwikkelde de mens een aantal gedragspatronen dat ertoe
moest leiden in leven te blijven. Zij die dit gedrag ontwikkelden hadden de
meeste kans van overleven en zich te reproduceren. In de loop van de ontwikkeling van de mens heeft dit gedrag zich vervolgens in onze genen vastge-
legd, en is het verantwoordelijk voor hedendaagse varianten daarvan.
De noodzaak van dit gedrag in de prehistorie ligt in de wijze waarop de
sociale structuur van de groep georganiseerd werd. De wereld was vol van
gevaren waarbij alleen de sterksten wisten te overleven. De overlevingskansen werden vergroot door je in een groep te organiseren, en te garanderen
dat de groep als zodanig bleef voortbestaan. Reproductie – het op de wereld
zetten van kinderen – werd daarmee een belangrijk gebeuren.
Voor de groep was het in tijden van gevaar belangrijk de vrouwen en kinderen
bij elkaar te brengen. Minder vanuit het oogpunt dat mannen beter in staat
waren te vechten, maar vooral omdat voor reproductie de vrouw belangrijker
is dan de man. Voor het kwetsbare kind was in deze gevaarlijke omgeving de
aanwezigheid van een opvoeder van levensbelang. Deze kon zorgen voor
aandacht, voeding en bescherming tegen gevaar. Het gedrag van het kind dat
als doel heeft deze (van levensbelang zijnde) aanwezigheid van de verzorger
te kunnen garanderen, heeft later een belangrijke plaats in de attachmenttheorie gekregen.
In de kenmerken van instinctief gedrag wordt genoemd dat het betreffende
gedrag deel uitmaakt van een opeenvolgende reeks van gedragingen, en dus
niet afhankelijk is van een enkele aanleiding. Dit betekent dat het gedrag
deel uitmaakt van een complex systeem, dat in zijn essentie terug te brengen
is naar een aantal specifieke stappen.
In de eerste stap wordt een 'set-goal' – een doel – gesteld. Een aantal 'feed-
back-mechanismen' geeft vervolgens aan of, en in hoeverre, het gestelde
doel bereikt is. Tot slot zorgt een aantal 'activatie- en terminatieprocessen'
ervoor dat bepaalde gedragingen gestart, aangepast of afgebroken worden.

Boven, in de kinderkamer, ligt de veertien maanden oude Jody.
Ze voelt zich onplezierig omdat ze een natte luier heeft.
(Set-goal: 'Ik wil een schone luier.')
Jody begint te huilen.
*(Het activatiemechanisme maakt dat Jody begint met gedrag dat
de aandacht trekt van de verzorger: huilen.)*
De moeder van Jody heeft haar horen huilen en gaat naar haar
kamer.
*(Het feedbackmechanisme geeft door dat de eerste fase op weg
naar de set-goal bereikt is.)* Jody huilt nu niet meer zo hard,
maar jammert nog wat, kijkt haar moeder aan en zegt 'bah, bah'.
*(Het feedbackmechanisme geeft aan dat de volgende fase inge-
luid moet worden. Nu moet moeder duidelijk gemaakt worden
dat Jody geen honger of dorst heeft, geen pijn heeft of angstig
is, maar dat ze een droge luier wil. Ze gebruikt daar het eerder
aangeleerde signaal 'bah' voor. Het activatiemechanisme treedt
in werking.)*
Moeder begrijpt nu dat de luier verschoond moet worden. Als dit
eenmaal gedaan is stopt Jody met huilen en gaat rustig en tevre-
den murmelend slapen.
*(Het feedbackmechanisme constateert dat de set-goal bereikt
is, en het terminatieproces wordt in werking gesteld.)*

Nu we de meest belangrijke principes van 'de regelsysteemtheorie van
instinctief gedrag' als geadopteerd theoretisch onderdeel verduidelijkt hebben, zullen we overgaan naar de attachmenttheorie zelf.

1.4.2   Attachment

*"Toevallig gebruik ik het woord 'gehechtheid' om te verwijzen naar de rela-
tie van het kind met de ouder. Maar dat is slechts de helft van een normale
relatie. De andere helft bestaat uit het zorgende gedrag van de ouder ten
opzichte van het kind. We kunnen dan spreken over zorgzoekend en zorgver-
lenend gedrag. Ze zijn complementair."*
(John Bowlby, 1986, p. 27)

In bovenstaand citaat spreekt Bowlby over attachment, de Engelse term die
hier vertaald is als gehechtheid. De relatie tussen ouder en kind waarover
Bowlby hier spreekt, wordt vooral gekenmerkt door "...een doelgecorrigeerd
patroon van gedragingen gericht op de setgoal 'nabijheid' en het daaraan
ontleende gevoel van vertrouwen en veiligheid" (Van IJzendoorn et al., 1985,
p. 69). Het kind wil de nabijheid van de verzorgende volwassene en richt zich
in zijn gedragingen op het bereiken van die nabijheid, die verzorging en
bescherming moet bieden tegen grotere en kleinere gevaren en gevoelens
van onbehagen. Dit gedrag van het kind wordt hechtingsgedrag genoemd.

1.4.3 Hechtingsgedrag

De manier waarop het kind zich door middel van het hechtingsgedrag van de nabijheid van de verzorger probeert te verzekeren, en de mate waarin het zich juist op die ene verzorgende volwassene richt, ontwikkelt zich in een aantal fasen:

- De eerste fase wordt gesitueerd in de eerste weken na de geboorte, en wordt de 'pre-attachmentfase' genoemd. Het jonge kind is in deze fase gevoelig voor prikkels van mensen om zich heen, zoals het gezicht, de geur en de spraak. De hechtingsgedragingen van het kind zijn onwillekeurig, ongericht, en relatief passief (huilen).
- In de tweede fase, de 'attachment-in-wording', wordt het kind selectiever in de persoon tot wie het zich in zijn gedragingen richt. Er ontstaan ook meer vaste en op elkaar afgestemde interactiepatronen, zoals kijken-nadoen-glimlachen. Deze fase duurt ongeveer tot de zesde of zevende maand, ook wel bekend als de eenkennigheidsperiode waarin het kind zich maar door een enkele 'gehechtheidspersoon' laat troosten.
- In de derde fase, de 'clear-cut attachment', ontstaat bij het kind het besef dat personen blijven bestaan, ook al zijn ze uit beeld ('persoonspermanentie'). Het is voor het kind niet meer zo belangrijk dat de gehechtheidspersoon ook fysiek aanwezig is. Als deze niet aanwezig is gaat hij zelf nabijheid van de gehechtheidspersoon opzoeken. Het kind is uiteindelijk in staat kortere periodes van scheiding te verdragen. Het jonge kind leert kruipen en lopen, en gaat de wereld om zich heen verkennen. De hechtingsgedragingen kennen een grotere variëteit, zoals huilen, volgen en vocaliseren. Deze fase duurt vanaf een half jaar tot het tweede à derde jaar.
- De vierde en laatste fase, die wel de fase van het 'partnership' wordt genoemd, ontstaat als het kind in staat is los te komen van zijn egocentrisme. Het gaat niet meer alleen uit van de eigen wensen en behoeftes, maar is in staat zich in de gedachten en wensen van de ander te verplaatsen en daar zijn hechtingsgedrag op aan te passen. Het doel van het hechtingsgedrag is inmiddels ook bijgesteld. De gehechtheidspersoon hoeft niet langer aanwezig te zijn om vertrouwen aan te ontlenen; het besef dat hij geliefd en gewaardeerd wordt en het vertrouwen dat in geval van nood een beroep op de gehechtheidspersoon gedaan kan worden, is voldoende. Deze fase loopt vanaf de peuter- en kleuterjaren door tot aan de basisschoolleeftijd.

Met deze vierde fase stopt de mens echter niet in zijn gehechtheidsontwikkeling. Ook daarna blijven de adolescent en de volwassene zich in hun gehechtheidsrelaties ontwikkelen. Er ontstaan gehechtheidsrelaties met andere volwassenen, waarbij volgens Bowlby de eerste gehechtheidsrelaties model staan voor de latere relaties waarmee bijvoorbeeld een partnerschap aangegaan wordt.

1.4.4 Zorgverlenend gedrag: sensitiviteit en responsiviteit

Zoals uit het citaat van Bowlby aan het begin van dit hoofdstuk viel op te maken, is het kinddeel van de relatie maar de helft van het verhaal. De ouder heeft zijn eigen aandeel in dit proces, in de vorm van het zorgverlenende gedrag dat mede een reactie is op het hechtingsgedrag van het kind. In een onderzoek naar de verschillen in attachment kende Marian Ainsworth twee kwaliteiten toe aan de manier van reageren van ouders op het hechtingsgedrag van hun kind, namelijk responsief en sensitief. Responsief kan worden omschreven als de mate van alertheid waarmee gereageerd wordt op het hechtingsgedrag van het kind. Met sensitief wordt aangegeven in hoeverre de reactie van de ouder is afgestemd op de behoefte van het kind. De sensitieve en responsieve kwaliteiten van de ouder hebben volgens Ainsworth een belangrijke rol in de 'kwaliteit' van de hechtingsrelatie.

1.4.5 Van 'veiligheid' naar 'adaptability'

De aandelen van zowel het kind (hechtingsgedrag) als van de ouder (responsief en sensitief gedrag) vormen tezamen de relatie die tot attachment leidt. Het uiteindelijke doel van deze relatie is het creëren van een gevoel van veiligheid bij het kind, dat angst kan reduceren en het kind de ruimte geeft om de wereld om zich heen te gaan onderzoeken. Het besef dat er een betrouwbare volwassene op de achtergrond aanwezig is die gevaar weg kan nemen en problemen kan helpen oplossen, geeft het kind het gevoel van veiligheid. Het kind gebruikt deze veiligheid om steeds meer stapjes van die ouder vandaan te gaan, en te ontdekken hoe de wereld er om de hoek uitziet.
De veiligheid en het exploratiegedrag resulteren in de ontwikkeling van een aantal eigenschappen die tezamen het begrip 'adaptability' vormen. In het Nederlands is dit het best te vertalen met de term 'aanpassingsvermogen'. Bowlby duidt daarmee op het vermogen in diverse fysieke en sociale omgevingen te overleven op basis van zowel een gezonde dosis zelfvertrouwen, als het vermogen te kunnen vertrouwen op de ander. Een kind dat deze eigenschappen verwerft zal later beter in staat zijn problemen het hoofd te bieden, omdat het vertrouwen heeft in zowel zijn eigen mogelijkheden en kwaliteiten, als in de hulp die het van anderen kan vragen en accepteren.

1.5 Marian Ainsworth en de 'Strange Situation'

De mate waarin het kind zich de bovengenoemde eigenschappen eigen kan maken is afhankelijk van de kwaliteit van attachment of gehechtheid. Zoekende naar de verschillen in kwaliteit van gehechtheid, ontwikkelde Ainsworth de 'Strange Situation'.
De 'Strange Situation' is een gestandaardiseerde observatiemethode, waarbij gericht gekeken wordt naar de reactie van het kind in een aantal wisselende

en stressvolle omstandigheden. Gedurende het onderzoek wordt het kind in een nieuwe omgeving geplaatst, tweemaal voor korte duur van zijn moeder gescheiden en geconfronteerd met de aanwezigheid van een onbekende persoon. Gekeken wordt naar onder meer de wijze waarop het kind nabijheid en contact zoekt, contact handhaaft, afweert, en/of vermijdt en of het zoekt naar de moeder als deze tijdelijk weg is.

1.5.1 Veilig/onveilig gehecht

Aan de hand van het scoren van de verschillende gedragingen in de Strange Situation werden de kinderen ingedeeld in een drietal groepen, die ieder met een letter en een typering worden aangeduid. Er was een groep veilig-gehechte kinderen (de grootste groep), een groep angstig-vermijdend-gehechte kinderen, en een groep angstig-afwerend-gehechte kinderen. Deze groepen kinderen kregen respectievelijk de letters B, A en C toebedeeld.
Tot slot werden de kinderen en moeders uit het onderzoek geobserveerd in de thuissituatie, om na te gaan op welke wijze de moeder op het hechtings-gedrag van het kind reageerde. Doel hiervan was de wijze van reageren te beoordelen op sensitiviteit en responsiviteit, en na te gaan of dit in verband stond met de kwaliteit van de gehechtheid van het kind.
Onderstaand zullen we het gedrag van de kinderen uit de drie categorieën beschrijven en dit verbinden met de responsiviteit en sensitiviteit van de moeder.

Veilig-gehechte kinderen (groep B)
In de relatie van veilig-gehechte kinderen met de gehechtheidspersoon is veel meer positief gedrag te zien dan bij kinderen uit de andere twee groepen. Afstemming en samenwerking zijn beter, het kind lijkt eerder bereid te zijn aanwijzingen op te volgen en zich aan de eisen van de volwassene aan te passen.
Kinderen uit deze groep laten zich op momenten van stress en angst ook makkelijk troosten. Het kind zoekt zelf de nabijheid en het lichamelijke contact met de persoon van wie het de troost kan en mag verwachten.
Kinderen uit deze groep gebruiken hun gehechtheidspersoon als uitvalsbasis voor exploratiegedrag, en komen makkelijker in een vreemde omgeving tot spel en onderzoek dan de andere kinderen. Dit lijkt – gecombineerd met de positieve relatie met de gehechtheidspersoon – ten goede te komen aan hun cognitieve vermogens en de angst voor onbekende volwassenen te verminderen.
De moeders van deze kinderen kenmerken zich doordat zij alert reageren op het hechtingsgedrag van hun kinderen, en hun gedrag getuigt van sensitiviteit voor de behoefte van het kind.

Angstig-vermijdend-gehechte kinderen (groep A)
Het specifieke gedrag van deze groep kinderen komt in de Strange Situation misschien nog wel het best tot uiting bij terugkeer van de moeder na haar

eerdere vertrek. Het kind lijkt – in tegenstelling tot de kinderen uit de twee andere groepen – de moeder te mijden. Daarbij gaat het zowel om het fysieke contact dat door het kind niet gezocht wordt, als om het oogcontact dat vermeden wordt door van de moeder weg te kijken. Een verhoogde hartslag geeft aan dat het kind zich wel in een staat van opwinding bevindt, en het vermijdende gedrag dus geen vorm van onverschilligheid is.

Als verklaring voor dit gedrag geeft Bowlby aan dat deze kinderen de ervaring hebben dat hechtingsgedrag niet beantwoord zal worden, en derhalve alleen frustratie zal opleveren. Met het vermijdende gedrag wordt nu getracht aan deze frustratie te ontkomen.

De moeders van deze kinderen vertonen gedrag dat vooral getypeerd wordt als ambivalent en afwijzend. Ze lijken niet in staat te zijn tot sensitief en responsief reageren, en een verdrongen afkeer te hebben tegen fysiek contact met het kind. Deze moeders zouden de aanwezigheid van hun kind ervaren als een inbreuk op hun eigen leven, en juist gefrustreerd raken door het hechtingsgedrag van hun kind in plaats van dat het verzorgend gedrag bij hen oproept.

Angstig-afwerend-gehechte kinderen (groep C)

Het gedrag van kinderen uit deze groep lijkt vooral gekenmerkt te worden door scheidingsangst. Zowel thuis als in de onderzoekssituatie huilen zij meer dan kinderen uit de andere groepen, en bij afwezigheid van de gehechtheidspersoon zijn ze duidelijk van slag. Als de gehechtheidspersoon terugkeert zijn ze veel moeilijker te troosten, en vertonen ook klampend gedrag. Als de gehechtheidspersoon de neiging toont het troosten genoeg te vinden en het kind neer te willen zetten, kan het kind daar zelfs boosheid over tonen. In een onbekende situatie lijken deze kinderen de gehechtheidspersoon niet als vertrouwde basis te zien om op onderzoek uit te gaan. Ook hier is klampend gedrag te zien.

De binnenkomst van een onbekende persoon roept angst op. Tot onderzoeken van de omgeving of het aanwezige speelgoed komen zij vervolgens maar nauwelijks toe.

De moeders uit deze groep blijken aanmerkelijk minder responsief te reageren op het hechtingsgedrag van hun kind. Ook qua sensitiviteit scoren zij lager. Zij zijn geneigd de kinderen tot exploratiegedrag te stimuleren als het zich daar te angstig voor voelt, zoeken lichamelijk contact op een moment dat het kind dat niet uitkomt en beëindigen het troostende gedrag eerder dan het kind dat wil.

D-kinderen; een vierde categorie

Naast de door Ainsworth geformuleerde drie gehechtheidscategorieën blijkt echter nog een vierde groep kinderen geïdentificeerd te kunnen worden, namelijk die met een 'gedesorganiseerde gehechtheid'. Deze kinderen vertonen een gedragsrepertoire dat zowel elementen heeft van de A- als van de C-groep, maar in het bijzonder tekenen van desoriëntatie, zoals verdwaasd rondkijken.

Welk gedrag van de ouder tot een dergelijk reactiepatroon bij het kind kan leiden, is nog onduidelijk, al noemt Riksen-Walraven het opvallend dat bij al deze kinderen sprake is van ouders met een onverwerkt trauma. De overeenkomst die zij hierin tussen ouder en kind ziet is het onvermogen "...onder stressvolle omstandigheden (een traumatische gebeurtenis voor de ouder, de stressvolle 'Vreemde Situatie' voor het kind) hun copinggedrag adequaat te organiseren" (Riksen-Walraven, 2000, p. 25).

Of, en op welke wijze deze kenmerken van ouder op kind worden overgedragen en daarmee de kwaliteit van de gehechtheidsrelatie beïnvloedt, staat niet vast.

1.5.2 Gehechtheid; statisch of dynamisch?

Zoals eerder al genoemd werd, zal volgens Bowlby een evenwichtige gehechtheidsontwikkeling uiteindelijk leiden tot 'adaptability', de term die staat voor zelfvertrouwen en het vermogen vertrouwen te hebben in de ondersteuning van de anderen om je heen. Gaat er iets verkeerd bij deze gehechtheidsontwikkeling, dan betekent dit echter niet dat alle hoop op een verdere gezonde ontwikkeling van het kind naar de volwassenheid opgegeven moet worden. Bowlby geeft in zijn theorie alle ruimte voor nieuwe kansen. Gedurende de hele ontwikkeling – tot ver in de adolescentie – blijven zich mogelijkheden voordoen om op het spoor van een negatieve ontwikkeling terug te keren, dan wel een afslag te nemen naar de groei tot een 'gezonde' persoonlijkheid. Wel zijn deze kansen voor het jonge kind talrijker dan op latere leeftijd, omdat eerdere negatieve gehechtheidsrelaties een belemmerend effect kunnen hebben op het aangaan van nieuwe (kansen biedende) relaties.

Bovendien waarschuwt Bowlby ervoor dat opgedane hechtingservaringen ertoe kunnen leiden dat ouders hun kinderen op eenzelfde wijze opvoeden als zij dat ervaren hebben. Dit kan ertoe leiden dat ziekmakende opvoedingspatronen van generatie op generatie doorgegeven worden, zolang niet een van deze generaties de keus voor een andere weg maakt.

Ivanko en gehechtheid

Het eerste wat Bowlby wellicht zal opvallen als hij de geschiedenis van Ivanko onder ogen krijgt, is het aantal scheidingen dat hij heeft moeten ervaren ten aanzien van hechtingspersonen. Hij zal opmerken dat zowel moeder als vader veelvuldig afwezig zijn geweest, en dat meerdere opvoeders niet voor de nodige continuïteit hebben kunnen zorgen. Ook getuigt de wijze van reageren van moeder op haar kind niet van grote responsiviteit en sensitiviteit. Bowlby zal concluderen dat van een veilige hechting zeer waarschijnlijk geen sprake is geweest.

Het gedrag van Ivanko zal door Ainsworth eerder angstig-vermijdend genoemd worden dan angstig-afwerend. Dit zou zij onder meer afleiden uit de verhalen over Ivanko die zich van zijn moeder afwendt om vervolgens zelf (en met de oudere vrienden) de buurt in te gaan. Liever dan zich aan haar of de thuissituatie vast te klampen, zoals van een angstig-afwerend kind verwacht zou kunnen worden. Dit komt overeen met het vermoeden dat zijn moeder – gezien haar overige activiteiten – niet klaar was voor de komst van een kind en voor de verzorging en opvoeding daarvan. Haar houding tegenover de komst van Ivanko is er een van grote ambivalentie.

1.6 De Lange en de 'fundamentele relatiestoornis'

In Nederland is het met name Dr. G. de Lange die zich bezig heeft gehouden met de problematiek van kinderen en jongeren met hechtingsproblemen. De Lange werd met deze problematiek – en met de afwezigheid van een duidelijke behandelmethodiek – geconfronteerd toen hij als orthopedagoog werkzaam was met 'moeilijk opvoedbare jongens' van de Rekkense Inrichtingen, een behandeltehuis van de toenmalige kinderbescherming. Zijn model en de behandelwijze die hij daarop baseerde staan beschreven in *Hechtingsstoornissen: orthopedagogische behandelingsstrategieën* (De Lange, 1991).

1.6.1 De opvoedingsrelatie

In zijn model gaat De Lange uit van een ruime invulling van het begrip 'opvoedingsrelatie'. Voor hem omvat dit alle betrekkingen die het kind met de wereld om zich heen heeft: met personen zoals de ouders, de broertjes en zusjes en vriendjes, maar ook met de fysieke en materiële wereld. Het kind staat in relatie met de wereld doordat het behoeftes heeft, waarvan de vervulling plaats moet vinden door en vanuit die wereld. De Lange situeert het kind daarmee tussen zijn behoeftes enerzijds, en de wereld die deze behoeftes kan 'beantwoorden' anderzijds.

VOORBEELD   De drie maanden oude Jenny heeft honger. Jenny heeft geslapen en ligt nu in haar bedje te huilen. Haar moeder heeft haar gehoord, komt boven en geeft haar de borst.
Jenny heeft een behoefte (honger) die beantwoord wordt (voeding) door de wereld (moeder).

VOORBEELD   De verstandelijk gehandicapte Erwin is onrustig. Door ziekte binnen het team van groepsbegeleiders hebben de bewoners van het paviljoen 's morgens langer dan zij gewend zijn moeten wachten op hulp bij het wekken en opstaan. Erwin kan er niet goed tegen als hij lang moet wachten. Hij wordt dan zeer onrustig. De activiteitenbegeleider die van de situatie op de hoogte is gebracht, past zijn programma voor Erwin aan. Erwin mag eerst een half uur met de koptelefoon op naar muziek luisteren. Erwin heeft behoeftes (alles op tijd, als hij onrustig is wil hij muziek luisteren), die soms niet (ochtendroutine te laat), en soms wel (muziek) door de wereld (groepsbegeleiders, muziek-installatie) beantwoord worden.

1.6.2 Aansluiting en betrokkenheid

Als er 'aansluiting' ontstaat tussen de behoefte van het kind en het antwoord van de wereld, is er sprake van hechting. Deze aansluiting wordt door De Lange de 'fundamentele relatie' genoemd.

In de opvoeding helpt de opvoeder het kind het evenwicht tussen zijn behoeftes enerzijds en de vervulling die hem geboden kan worden anderzijds, te leren beheersen. Deze beheersing moet het kind beschermen als de behoeftes en het aanbod niet op elkaar aansluiten. Bij een te groot aanbod bijvoorbeeld kan het kind door de overvloed slaaf worden van zijn eigen behoefte, en waar de beheersing gevormd wordt door een dwingend karakter van buitenaf, loopt het kind het gevaar zichzelf en zijn eigen behoeftes kwijt te raken. 'Beheersing' kan daarmee omschreven worden als het creëren van aansluiting tussen behoefte en antwoord.

VOORBEELD   Als Erwin (zie hiervoor) onrustig wordt en geen muziek kan luisteren, kan hij boos worden en met spullen gaan gooien. Hij bezeert dan zichzelf en anderen. De groepsbegeleiders hebben Erwin geleerd dat hij, als hij onrustig wordt, naar zijn kamer mag gaan om muziek te luisteren. Erwin kan nu zelf aangeven dat hij naar zijn kamer wil om rustig te worden.
Erwin heeft geleerd aansluiting te creëren (naar zijn kamer gaan om muziek te luisteren) tussen zijn behoefte (rustig worden) en het antwoord (muziek luisteren).

Is het kind in staat tot het creëren van aansluiting, van een 'betrekking', dan kan gesproken worden van een wederzijdse betrokkenheid. Het kind zal zich ook betrokken voelen bij dat stukje van de wereld dat hem een antwoord geeft op zijn behoefte. Hij voelt zich betrokken bij en daarmee verbonden, met de pop die hem spelplezier geeft, zijn lievelingstrui die zo lekker warm is, en zijn vader die hem troost als hij verdriet heeft.

VOORBEELD   Als Erwin naar zijn kamer gaat om rustig te worden door de muziek, kiest hij altijd dezelfde cd van André Rieu. Inmiddels is Erwin fan van André Rieu. Erwin spaart nu voor een kaartje voor een van zijn concerten die binnenkort bij hem in de buurt gegeven gaan worden.
Erwin is betrokken bij dat stukje van de wereld dat een antwoord is op zijn behoefte (de muziek van André Rieu), en voelt zich daardoor verbonden met die wereld (fan, de wens een concert te bezoeken).

1.6.3   Fases van specifieke behoefte

Als het kind, en later de volwassene, de beheersing heeft om een evenwichtige aansluiting te creëren tussen de behoefte enerzijds en het antwoord als vervulling van die behoefte anderzijds, groeit het door een dergelijke ervaring. De behoeftes kunnen variëren in aard, aantal en belang. In zijn model onderscheidt De Lange een aantal gevoelige fases met elk een specifieke behoefte, waarbij het antwoord op die specifieke behoefte essentieel is voor de groei van het kind.

– De eerste fase is die vanaf de conceptie tot zo'n vier à zes maanden na de geboorte. In deze fase vraagt de 'lichamelijke behoefte' om een lichamelijk antwoord. *Veiligheid*, die de vorm heeft van een veilige innestelling in de baarmoeder om als foetus te kunnen groeien, de warmte van het moederlijk lichaam en de geur van haar huid, het troostend op de arm wiegen door de vader. Met name de moeder, maar ook de vader en eventueel een vaste verzorger hebben hierin een belangrijke rol. Als hierin geen aansluiting plaatsvindt zal de baby zich onveilig voelen, en de verbondenheid blijft uit. Het 'lichamelijk-Ik' komt niet tot stand, wat zich kan laten aanzien in onvoldoende lichamelijke beheersing, schrikachtigheid en veel huilen. In deze fase vindt de fundamentele relatiestoornis, de basisonveiligheid zijn oorsprong.

– In de tweede fase is het de affectieve behoefte die op de voorgrond staat. Deze fase duurt ongeveer vanaf de vijfde maand tot het vierde of vijfde jaar. In deze fase dient antwoord op de behoefte van het kind door de ouders gegeven te worden in de vorm van *geborgenheid*. Zij geven het kind niet alleen lichamelijk, maar ook in woord, gebaar en handelen ondersteuning, troost en nabijheid. Bijvoorbeeld door het kind terloops laten blijken dat het zo leuk aan het spelen is of zo'n mooie tekening heeft gemaakt. Of, als de kinderen op bed liggen, hen snel nog even welterusten zeggen en ze een knuffel geven. Als in deze periode de aansluiting onvoldoende totstandkomt, zal het kind zich niet geborgen voelen, en zijn het de affectieve beheersingspatronen binnen het 'affectieve-Ik' die zich onvoldoende kunnen ontwikkelen.

– Vervolgens – tot ongeveer het negende jaar – bevindt het kind zich in de fase waarin de verbale, verstandelijke behoefte (letterlijk) om antwoord vraagt. Het kind neemt kennis van de wereld om zich heen en heeft vragen over die wereld. Hij wil argumenten horen over waarom iets is zoals het is. Ouders kunnen in deze periode soms moedeloos worden van de waarom-vragen die elkaar in hoog tempo opvolgen. Onvoldoende of een onjuiste afstemming bij de vervulling van deze behoefte – waarin met name ook de school een rol speelt – kan leiden tot een gemiste aansluiting van het 'verstandelijke-Ik'.

– Van het negende tot het elfde, twaalfde jaar is de fase waarin de sociale behoefte voorop staat. Het kind zoekt aansluiting bij leeftijdsgenoten die een belangrijke rol in de vervulling van de behoefte spelen. Het is de tijd waarin vriendjes belangrijker worden dan het bezoek aan oma en opa, en waarin het kind thuiskomt met meningen die duidelijk niet van thuis of van school afkomstig zijn. De vriendengroep is zijn nieuwe referentiekader geworden om de wereld waar te nemen en te ervaren. Vindt het de aansluiting met de leeftijdsgenootjes niet, dan zal het zich verstoten voelen, en krijgen de patronen binnen het 'sociale-Ik' onvoldoende gelegenheid zich te ontwikkelen.

- Als vanaf het elfde, twaalfde jaar de pubertijd intreedt, zal het kind de behoefte krijgen zijn eigen oordeel te vellen over wat goed en kwaad is, wat mooi of lelijk is, welke zaken des levens wel en welke niet belangrijk zijn. Het kind zal het wekelijkse kerkbezoek met de ouders ter discussie stellen, evenals hun voorkeur voor muziek en politieke kwesties. Ook binnen de vriendengroep kan het kwesties ter discussie stellen die eerder gemeengoed waren. Het kind heeft er behoefte aan individuele keuzes te maken. Het zijn de behoeftes uit het 'ethische-, esthetische- en religieuze-Ik' die om een antwoord vragen.

1.6.4 Groei en ontwikkeling

Zoals uit het bovenstaande naar voren komt is in het model van De Lange het aansluiting vinden als antwoord op een behoefte uit de gevoelige fase, een wezenlijke voorwaarde voor groei. Afwezigheid van aansluiting veroorzaakt een stagnatie van de groei, waardoor alleen nog ontwikkeling mogelijk is van geïsoleerde aspecten uit de gevoelige fase. Hieruit blijkt een duidelijk verschil in betekenis die De Lange verleent aan de begrippen 'groei' en 'ontwikkeling'.
'Groei' heeft betrekking op de totale mens, het samenkomen van de verschillende 'Ik-en' die in de persoon te onderscheiden zijn.
Bij 'ontwikkeling' gaat het om vaardigheden die ten aanzien van een bepaald aspect verworven worden. Zo kan de persoon leren spreken, zijn gevoel ontwikkelen of sociale vaardigheden aanleren. Ze worden echter geen integraal onderdeel van de persoon; hij kan er ook afstand van nemen.

VOORBEELD   Eric is op achtjarige leeftijd van Rotterdam verhuisd naar een klein dorp in Friesland. In zijn eerste jaren heeft Eric zich goed ontwikkeld, er waren geen problemen.
In het dorp heeft Eric het echter wat moeilijk. Hoewel hij op de dorpsschool en bij de plaatselijke voetbalvereniging zit, wordt hij door de andere kinderen niet geaccepteerd. Hij wordt gezien als een 'stadse', en ook de Friese taal vormt een probleem. Hoewel Eric er wel verdriet van heeft en zich buitengesloten voelt, besluit hij zich te richten op hetgeen hij wel kan, namelijk goed leren en computeren.
Later gaat Eric studeren, en zeker de eerste maanden gaan erg

goed. In de weekenden komt Eric altijd thuis om daar verder te leren en achter zijn computer te hobbyen.

In de loop van het eerste studiejaar – als het onderwijs ook met studiegroepen gaat werken – gaat het minder goed. Eric is nerveus en snel geïrriteerd. Tijdens een weekend thuis gaat hij op aandringen van zijn ouders toch naar een jubileumfeest van de voetbalvereniging in het dorp. Terwijl hij zelden alcohol gebruikt wordt hij daar dronken, en krijgt daardoor op de terugweg een ongeluk met zijn scooter. Sindsdien heeft Eric geen zin in studeren, zijn resultaten hollen achteruit, en thuis zit hij alleen nog wat achter zijn computer.

Tot zijn verhuizing naar het dorp was op alle behoeftes uit de gevoelige fases een afgestemd antwoord gekomen; er was sprake van voldoende aansluiting. Eenmaal verhuisd belandt Eric in de fase waarin juist de aansluiting bij andere kinderen een essentiële behoefte is. Door zijn achtergrond en gebrekkige kennis van het Fries komt de aansluiting niet tot stand. Wel weet hij de sociale vaardigheden te ontwikkelen die nodig zijn voor de omgang met andere kinderen en volwassenen. Dat er sprake is van stagnatie valt daardoor, en door de aanwezigheid van andere kwaliteiten zoals het leren, niet op. Pas als Eric later gaat studeren en als in de studiegroep een beroep op het 'sociale-Ik' gedaan wordt, gaat het langzamerhand mis. Dit escaleert als op het jubileumfeest door de ex-teamgenoten opnieuw een appèl op zijn 'sociale-Ik' gedaan wordt, en Eric zich letterlijk en figuurlijk achter een aantal glazen bier verstopt. De aangeleerde sociale en intellectuele vaardigheden houden geen stand meer, en Erics persoon valt uit elkaar.

1.6.5 De fundamentele relatiestoornis

Nu we het denkkader van De Lange voor ogen hebben, kunnen we ingaan op de betekenis die De Lange verleent aan het begrip fundamentele relatiestoornis. De Lange heeft voorkeur voor deze term boven die van hechtingsstoornis, omdat deze laatste term zowel van het kind als van de prognose een statische indruk geeft.

De basis van de stoornis ligt voor De Lange in het niet tot aansluiting zijn gekomen van het 'lichamelijke-Ik' met de wereld. Het kind ontbeert daardoor basisveiligheid. Ook als het kind in de fase van lichamelijke behoefte wel, maar in de fase van affectieve behoefte niet tot aansluiting is gekomen, spreekt De Lange van een fundamentele relatiestoornis, omdat naar zijn mening zowel veiligheid als geborgenheid noodzakelijk zijn voor groei.

Krijgt het kind in de verbale, verstandelijke of in de sociale fase onvoldoende aansluiting op de behoefte, en wordt dit niet tijdig onderkend en opgeheven, dan kan het kind 'ontworteld' raken. De eerdere basisveiligheid en geborgenheid kunnen daarbij verstoord worden. In dit geval ontwikkelt zich wat De Lange een 'secundaire fundamentele relatiestoornis' noemt. (Zie het voorbeeld van Eric hiervoor.)

Hiermee zijn we aan het eind gekomen van de beschouwing van het begrip hechting, en het korte historische overzicht van de ontwikkeling van dit begrip.
Alvorens over te gaan naar de hechtingsstoornis als geclassificeerde problematiek, de keus voor een terminologie en de diversiteit aan verschijningsvormen van deze problematiek, zullen we eerst kijken hoe Ivanko vanuit de theorie van De Lange tegemoet getreden zou worden.

Ivanko en de fundamentele relatiestoornis
Uit de anamnese van Ivanko zal – bezien vanuit De Langes visie – opgemaakt kunnen worden dat de omstandigheden vanaf het begin ongunstig waren. Om zekerheid te krijgen over de relatiegeschiedenis van Ivanko wordt moeder voor een gesprek uitgenodigd. In dit gesprek wordt het vermoeden bevestigd dat de komst van Ivanko indertijd niet goed uit kwam. De relatie met haar partner was niet goed, en bovendien moest zij – met al een ander kind – op ongunstige tijden de kost zien te verdienen.
Het is duidelijk dat de lichamelijke, evenals de affectieve aansluiting niet heeft plaatsgevonden. De verstandelijke aansluiting was er wel, mede door het goede contact met de leerkracht. Momenteel zoekt Ivanko een vriendengroep die beantwoordt aan zijn sociale behoefte. Door zijn afweergedrag dat door andere kinderen vooral ervaren wordt als dwingend en drammerig, vindt hij bij zijn eigen leeftijdsgenootjes die aansluiting niet. Ivanko dreigt zich buitengesloten te voelen, en het alternatief is de groep oudere jongens uit de buurt met een groepsnorm die een verdere verslechtering van zijn gedrag zal veroorzaken. Moeder en de leerkracht maken zich terecht ernstige zorgen. Het contact van Ivanko met zijn leerkracht en de vader van zijn zusje Nadya, geven echter aan dat er nog wel sprake is van een verbondenheid met de wereld.

2   Hechtingsstoornis en hechtingsproblemen

Nu we een beeld geschetst hebben van de inhoud van het begrip hechting en het belang daarvan voor de ontwikkeling, kunnen we in dit hoofdstuk toe naar een beschrijving van wat onder een hechtingsstoornis verstaan wordt, en hoe dit in het gedrag van kinderen en jongeren te herkennen is.

2.1   DSM-IV

Om te begrijpen wat we onder een hechtingsstoornis moeten verstaan, zullen we eerst de definitie uit de DSM-IV[1] (1995) aan een nadere inspectie onderwerpen. De formulering die de DSM-IV ons – vallende onder de term 'Reactieve hechtingsstoornis op zuigelingenleeftijd of vroege kinderleeftijd' (Reactive Attachment Disorder of Infancy or Early Childhood) – geeft is als volgt:

a   Duidelijk gestoorde en niet bij de leeftijd passende sociale bindingen in de meeste situaties, beginnende voor het vijfde jaar, zoals blijkt uit ofwel 1 of 2:
   1   aanhoudend er niet in slagen de aanzet te geven tot, of te reageren op de meeste sociale interacties, op een bij de ontwikkeling passende manier, zoals blijkt uit buitensporige geremdheid, overmatige waakzaamheid of sterk ambivalente en tegenstrijdige reacties. (Bijvoorbeeld het kind kan reageren op verzorgers met een mengeling van toenadering, afstand nemen, weigeren getroost te worden, of kan verstijfd op de hoede zijn.)
   2   oppervlakkige hechtingen, zoals blijkt uit kritiekloze vriendelijkheid met duidelijk onvermogen passende selectieve hechtingen te vertonen. (Bijvoorbeeld buitensporig vrijpostig ten opzichte van betrekkelijk vreemden of een gebrek aan selectiviteit in de keuze van hechtingsfiguren.)
b   De stoornis in criterium a is niet enkel te verklaren door een achterstand in de ontwikkeling (zoals bij zwakzinnigheid) en voldoet niet aan de criteria van een pervasieve ontwikkelingsstoornis.

---

1   DSM-IV (Diagnostic and Statistical Manual of mental disorders, vierde editie) is een van oorsprong Amerikaans classificatiesysteem dat in zijn eerste versie in 1952 verscheen. Het geeft een beschrijving van mentale stoornissen en de criteria waaraan voldaan moet worden om deze te kunnen vaststellen.

c Pathogene zorg, zoals blijkt uit ten minste een van de volgende punten:

  1 aanhoudende veronachtzaming van de basale emotionele behoeftes van het kind aan troost, aanmoediging en affectie.

  2 aanhoudende veronachtzaming van de basale lichamelijke behoeftes van het kind.

  3 herhaald wisselen van de vaste verzorger, hetgeen de vorming van een stabiele hechting verhindert (bijvoorbeeld frequent veranderen van pleegzorg).

d Er is reden te veronderstellen dat de zorg in criterium c verantwoordelijk is voor het gestoorde gedrag in criterium a. (Bijvoorbeeld de stoornissen in criterium a volgden op de pathogene zorg in criterium c.)

(Bron: DSM-IV, 1996)

Een aantal opmerkingen bij de beschrijving vanuit de DSM-IV is op zijn plaats. Allereerst moeten we ons realiseren dat hier alleen een beschrijving wordt gegeven van de stoornis bij zeer jonge kinderen (zuigelingen en in de vroege kinderleeftijd). De kenmerken die echter genoemd zijn, en de oorzakelijke verbanden die gelegd worden tussen het ontstaan van de stoornis en het gedrag dat daarvan het gevolg is, zijn ook van belang bij een ontwikkeling van de stoornis op latere leeftijd.

Een tweede opmerking betreft de zinsnede "De stoornis in criterium a is niet enkel te verklaren door een achterstand in de ontwikkeling...", terwijl in het eerste deel van dit boek duidelijk naar voren is gekomen dat het tot stand brengen van een hechtingsrelatie juist onderdeel is van de ontwikkeling van het kind. Hiermee wordt uitgesloten dat een hechtingsstoornis kan ontstaan ten gevolge van het onvermogen van het kind om de opvoeder tot zorg uit te dagen.

Aansluitend hierop zijn er kanttekeningen te plaatsen bij de nuancering over het ontstaan van de stoornis. De beschrijving onder het kopje *Pathogene zorg* wekt de suggestie dat de hechtingsstoornis het gevolg is van veronachtzaming door de opvoeder van basale behoeftes van het kind en/of een te grote wisseling in de verzorgende opvoeder. Deze beschrijving laat opnieuw weinig ruimte over voor factoren die buiten de schuld van de opvoeder liggen, zoals bijvoorbeeld vroeggeboorte en fysieke kenmerken van het kind. Een laatste punt van kritiek is dat de criteria zoals deze genoemd worden niet vertaald zijn naar een betrouwbaar diagnostisch instrument. De in de DSM-IV gebruikte termen als 'meeste', 'buitensporig', en 'aanhoudend' laten nogal wat ruimte over voor interpretatie, wat de ontwikkeling van een dergelijk instrument niet vergemakkelijkt. Bovendien zouden we deze vaagheid kunnen zien als een teken dat overeenstemming over de oorzaak, de verschijningsvorm en ook de gevolgen van hechtingsstoornissen nog niet aanwezig is.

Na de bovengenoemde opmerkingen ten aanzien van de formulering, staan we ook even stil bij de achterliggende ideeën die uit de criteria in de DSM-IV spreken. Ideeën over het gedrag van een kind dat zich normaal ontwikkelt, en over het gedrag dat van opvoeders verwacht wordt om een kind de kans op een normale ontwikkeling te bieden. Er wordt iets gezegd over hoe een kind op een adequate wijze met vreemden om moet gaan (niet 'vrijpostig'), en dat kinderen voor een gezonde ontwikkeling een stabiele hechtingsfiguur nodig hebben.

In de afgelopen eeuwen zijn de ideeën over de ontwikkeling van kinderen en het wenselijke gedrag van hun ouders niet altijd dezelfde geweest. Philippe Ariès (1987) geeft bijvoorbeeld in zijn boek *De ontdekking van het kind* een beschrijving van de zeventiende eeuw waarin het kind gezien werd als "een soort huisdier, een aapje zonder schaamte, waarmee men zich vermaakte" (Ariès, 1987, p. 9). Het kind groeit een belangrijk deel van zijn jonge leven op in een gezin dat niet het zijne is en moet snel op eigen benen leren staan. Indien men in die tijd al gedachtes over het belang van hechting en gehechtheid had, dan was dat toch van een geheel andere aard dan die in de tekst van de DSM-IV doorklinkt. Ook dit gegeven – namelijk het feit dat de invulling van het begrip 'hechtingsstoornis' mede afhankelijk is van hoe men tegen opvoeding en ontwikkeling aankijkt – zal bij de keuze voor een kader en de gebruikte terminologie worden meegenomen.

De genoemde nuanceringen zullen we meenemen als we een keuze maken voor het kader waarbinnen de problematisch verlopen hechting besproken wordt, en de terminologie zoals we deze verder in dit boek gebruiken zullen.

2.2   Het kader en de termen; een keuze

Er bestaat een veelheid aan termen uit verschillende theoretische kaders, soms met deels een gemeenschappelijke achtergrond.

Wat valt daarbij wel en wat niet onder de term 'hechtingsstoornis', zoals de DSM-IV die definieert? Moet de DSM-IV eigenlijk wel de leidraad zijn om deze problematiek te definiëren?

De eerdergenoemde ruimte die de DSM-IV in haar definitie geeft, maakt een scherpe afgrenzing tussen wat als 'hechtingsprobleem' en wat als 'hechtingsstoornis' genoemd kan worden bijna onmogelijk. Bovendien zal in de navolgende hoofdstukken duidelijk worden dat de gevolgen van een problematisch verlopen hechting ook zeer divers kunnen zijn.

Wat ze met elkaar gemeen hebben is dat er sprake is van een verstoorde relatie tussen de persoon en de wereld waarin de persoon functioneert. Wat verschilt is de wijze waarop deze verstoorde relatie zich uit, en de ernst van de gevolgen daarvan voor de persoon en de buitenwereld. Dit kan variëren van totale, geïsoleerde terugtrekking tot agressief ageren.

Om bovengenoemde redenen is ervoor gekozen om het begrip 'hechtingsprobleem' in een ruim kader te beschouwen, en op die manier ruimte te geven aan de verschillende invalshoeken die door de besproken theorieën gehanteerd worden. Als we derhalve in dit boek spreken van *hechtingsproblemen*, wordt daarmee gedoeld op:

gedrag of gevoel dat door de persoon in kwestie – en/of door diegenen die
deel uitmaken van zijn omgeving – als problematisch wordt ervaren, en in het
ontstaan daarvan – direct dan wel indirect – aan een verstoorde hechtingsre-
latie gerelateerd kan worden.

Om het procesmatige karakter van de unieke, eerste relatie(s) tussen het
jonge kind en de opvoeder te benadrukken zal gesproken worden over 'hechting' en 'hechtingsrelatie'.
De persoon die binnen deze hechtingsrelatie de taak van de opvoeding heeft,
zal aangeduid worden als de 'opvoeder', en kan – waar dit niet anders vermeld wordt – zowel de biologische als een niet-biologische opvoeder zijn,
zowel man als vrouw.
Waar niet naar een specifieke theorie wordt verwezen, zullen de bovengenoemde termen aangehouden worden. Waar dit wel het geval is, zullen die
termen gebruikt worden die deel uitmaken van die theorie.

2.3 Gedragskenmerken bij hechtingsproblemen

Uit de beschrijvingen van het begrip hechting – en de functie daarvan voor de
verdere ontwikkeling van het kind – blijkt al dat de omstandigheden lang niet
altijd zodanig zijn dat het kind ongestoord tot een hechtingsrelatie met de
omgeving kan komen. De zwangerschap kan ongewenst zijn geweest, de
bevalling kan met dusdanige complicaties gepaard zijn gegaan dat langdurige ziekenhuisopname van moeder en/of kind noodzakelijk was, of ouders
zijn door omstandigheden niet bij machte het kind die continuïteit in zorg te
bieden waar het behoefte aan heeft. De hechtingsrelatie komt niet tot stand,
of ontwikkelt zich op een verstoorde wijze. De jeugdige ontwikkelt een verstoorde relatie met de wereld om zich heen, die zich kan uiten in een aantal
specifieke gedragskenmerken. In dit hoofdstuk wordt ingegaan op een aantal
van deze specifieke kenmerken. Kenmerken die overigens pas betekenis krijgen in de context van de voorgeschiedenis van de persoon, eventueel in
samenhang met andere genoemde kenmerken.

2.3.1 In relatie met de wereld

De mens is een sociaal wezen. Mits niet gehinderd door fysieke of mentale
stoornissen, gaat de mens een relatie aan met de wereld waarin hij leeft. Met
de mensen om zich heen gaat hij banden aan van vriendschap, rivaliteit,
samenwerking, enzovoort. Hij zoekt een plek om te wonen en onderhoudt die
woonplek, of kiest juist voor een reizend bestaan met medeneming van zijn
persoonlijke goederen. Hij kan iets moois kopen en daarvan genieten, of dieren houden en daar zorg voor dragen. De mens gaat een relatie aan met mensen, dieren en dingen.
De beperktheid in het aangaan en onderhouden van een dergelijke relatie

met de wereld en de mensen die hij daarin ontmoet, is tekenend voor het gedrag van mensen met hechtingsproblemen.

Contactname

Een van de eerste ervaringen van mensen die met jeugdigen met een hechtingsprobleem te maken krijgen, is de wijze waarop zij zich opstellen in het contact. Met name bij jongere kinderen kan sprake zijn van een zeer open en spontane contactname, waarbij het kind niet bang is de nieuwe volwassene snel bij de hand te nemen of erbij op schoot te kruipen. Van enige (gepaste) distantie lijkt geen sprake te zijn. Als de volwassene echter enige diepgang in het contact wil brengen en met de jeugdige over meer persoonlijke zaken wil praten, zal hij dit ontwijken of zich uit het contact terugtrekken. Wanneer de volwassene zich kordater opstelt of eisen gaat stellen, kan de jeugdige hier sterk afwerend op reageren. Soms gaat dit gepaard met openlijke vijandigheid en bittere verwijten.

Functioneel contact

De mensen die met deze jeugdigen leven en werken ervaren de relaties vaak als 'functioneel'; de relatie dient – vanuit de jeugdige bezien – vooral voor bevrediging van de eigen behoeftes. Het gastgezin is goed voor afwisseling, uitstapjes en cadeautjes; wederkerigheid wordt soms in het geheel niet ervaren.

Zorg voor eigen spulletjes

De wijze waarop jeugdigen het contact aangaan met de ander, is vaak vergelijkbaar met de manier waarop zij omgaan met de eigen spulletjes. Waar het verkrijgen van nieuw bezit (speelgoed, kleding, muziek) voor hen erg belangrijk lijkt te zijn, laten zij vervolgens een grote onverschilligheid zien in de zorg voor die eigen spullen. Kleding wordt makkelijk uitgeleend, de fiets onafgesloten achtergelaten en eens zeer gewilde cd's worden geruild voor snoep of sigaretten. Hierbij moet overigens een uitzondering gemaakt worden voor zaken die voor de buitenstaander ogenschijnlijk zonder waarde zijn, maar die voor de jeugdige grote emotionele waarde vertegenwoordigen, doordat ze afkomstig zijn van personen die voor hem belangrijk zijn. Daarbij kan gedacht worden aan het ringetje dat op de verjaardag door oma is toegestuurd, de inmiddels verwassen dekbedhoes die bij het afscheid van een vorige leefgroep cadeau was gedaan, of de ansichtkaart van het broertje uit een ander internaat.

Zorg voor zichzelf

Niet alleen kan er – met uitzondering van het hierboven genoemde – weinig zorg voor de eigen spulletjes zijn, ook de zorg voor zichzelf en de aandacht voor het eigen lichaam kan ernstig tekortschieten. De zorg voor lichamelijke hygiëne is minder, en veel van de jongere kinderen blijken onvoldoende in staat eigen lichaamsdelen te benoemen of aan te wijzen.

Soms krijgt de slechte zorg voor zichzelf het karakter van op zichzelf gericht, destructief gedrag, waarbij de jeugdige zich bekrast met scherpe voorwerpen of zelf tatoeages aanbrengt. Het niet-verantwoord gebruik van middelen zoals alcohol en drugs kan – naast een middel om te vluchten – eveneens gezien worden als 'niet goed voor jezelf zorgen'.

Inleven in de ander en andere situaties
De gevoelsarme inhoud die de relatie tussen de jeugdige en de omringende wereld zo kenmerkend maakt, lijkt tevens beperkingen op te leveren bij het inschatten en begrijpen van de betrekkingen tussen de andere mensen die deel uitmaken van zijn wereld. De jeugdige kan daardoor soms gevoelloos of met onbegrip reageren op situaties die voor anderen emotioneel geladen zijn.

VOORBEELD De 15-jarige Errol komt voor de tweede keer die week een uur te laat voor het avondeten de leefgroep binnenlopen. Bovendien is er een telefoontje van school binnengekomen met de mededeling dat hij de hele dag verzuimd heeft. Als hij hierover door de groepsleiding wordt aangesproken, geeft hij aan dat hij met zijn vriend Henk de hele dag in de stad is geweest om muziek te luisteren, en in het café is geweest. Errol mag die avond niet in de leefgroep aanwezig zijn, en moet naar zijn kamer. Drie kwartier later komt Errol vragen of hij die avond naar zijn vriend Henk mag om de cd op te halen die hij die dag gekocht heeft. Errol snapt niet waarom de betreffende groepsleider boos reageert op zijn vraag.

Toeschouwers
De genoemde gevoelsarme inhoud van de relaties met de wereld waarin de jeugdige zich beweegt, wordt door de mensen die met hen leven of werken vaak ervaren als 'niet betrokken zijn bij het gezin, het werk, deze wereld'. Ze lijken eerder toeschouwer te zijn van het gezin of de leefgroep waarin zij leven, de klas waarin zij leren, dan deelnemers daaraan.

2.3.2 Gevoelsleven

Een belangrijk aspect in de ontwikkeling van het kind is de emotionele ontwikkeling. Het betreft onder meer het vermogen de *eigen gevoelens* te herkennen en te erkennen, en daarmee om te gaan. Dit is nodig om een onderscheid te kunnen maken tussen de eigen gevoelens en de *gevoelens van anderen,* om vervolgens met die *verschillen* om te kunnen gaan. Het is daarmee een belangrijke voorwaarde voor het sociaal worden en in relatie kunnen treden met de ander.
Het gevoelsleven van jeugdigen met hechtingsproblemen – voor zover waar te nemen – wordt soms beschreven als 'vlak'. Dit houdt echter niet in dat heftige emoties niet aanwezig zijn of gezien worden.

Afweer van gevoelens

Eerder werd de ervaring van het eerste contact tussen de nieuwe volwassene en de jeugdige met hechtingsproblemen beschreven. Opvallend daaraan is de – soms agressieve – afweer als de volwassene de jeugdige te na komt. Diepere gevoelens lijken afgeweerd te worden met schijnbare gevoelloosheid, cynisme, en het ridiculiseren van de eigen gevoelens en emoties.

VOORBEELD Janet is dertien jaar, kent een verleden van ernstige verwaarlozing en vele wisselende opvoedingssituaties. Janet woont nu in een leefgroep voor kinderen met sociaal-emotionele problematiek. Na een spontaan tafelgesprek – aansluitend op de avondmaaltijd – over de verblijfplaats van ouders waar de aanwezige kinderen soms geen contact meer mee hebben, is Janet zichtbaar aangedaan. Plotseling werpt zij zich in de armen van een vriendinnetje, en met quasi-overslaande stem en in een zwaar aangezet Amsterdams accent, 'speelt' zij haar verdriet op theatrale wijze uit. De emotionele geladen stemming slaat terstond om in balorigheid waar ook de andere kinderen in mee gaan.

Maskeren van gevoelens

Niet altijd worden gevoelens afgeweerd met zulk uitgesproken gedrag. Andere jeugdigen maskeren hun emoties en gevoelens door zich een masker of grimas aan te meten die elke andere emotionele uiting afdekt. Dit kan zover gaan dat volwassenen zich op het verkeerde been laten zetten door het kind dat met een glimlach op het gezicht komt vertellen dat zij zich bezeerd heeft. Het is bij deze kinderen alleen al hierom dat dit soort mededelingen zeer serieus genomen moeten worden, en niet uitgegaan moet worden van de boodschap die de glimlach geeft, maar van de opmerking dat het kind zich daadwerkelijk verwond heeft.

Stemming

De grondstemming van veel van deze jeugdigen is er een van wantrouwen en vijandigheid. De omstandigheden waaronder zij als kinderen zijn opgegroeid geeft meestal ook weinig aanleiding tot vertrouwen in de ander. Vanuit deze grondstemming is vaak een snelle stemmingswisseling mogelijk, die veroorzaakt kan worden door kleine impulsen uit de omgeving. Dit kan ook wel ervaren worden als 'snel geïrriteerd zijn'.

Angsten

Een aspect van het gevoelsleven van deze jeugdigen, dat al eerder aan de orde kwam in de bespreking van Hart de Ruyter, is het voorkomen van angsten. Voorbeelden van dit soort angsten zijn de angst voor nabijheid, angst om te moeten presteren, angst om alleen te zijn, angst voor nieuwe dingen of mensen. Deze angst kan zich op diverse manieren uiten, variërend van sterke lichaamsgeur en inslaapproblemen tot heftig fysiek verzet. Andere veel voor-

komende reacties zijn de neiging om situaties die angst oproepen te vermij-
den, zich hieruit terug te trekken of deze juist op te zoeken.

VOORBEELD Jerzy is een ernstig getraumatiseerde 11-jarige jongen met een
verleden van mishandeling, misbruik en verlating. Hij heeft het
nog steeds moeilijk met momenten van gezelligheid en saamhorigheid. Ieder jaar is er aan het eind van het schooljaar een ein-
dejaarsactiviteit met de leefgroep waar Jerzy al vier jaar woont,
maar ieder jaar vindt hij het weer moeilijk die dag goed door te
komen. In de aanloop ernaar toe helpt hij enthousiast, maar als
de dag dichterbij komt wordt zijn gedrag moeilijker en lijkt hij
het conflict bewust op te zoeken. Als hij na een conflict met een
groepsleidster te horen krijgt dat zijn gedrag ertoe kan leiden
dat hij niet aan de betreffende afsluiting deel kan nemen, lijkt hij
pas rust te vinden als de sanctie na een nieuwe escalatie is uitgesproken. Het conflictzoekende gedrag lijkt voor Jerzy een
manier te zijn om de angstoproepende situatie (gezelligheid,
veel mensen bij elkaar) te kunnen ontvluchten.

Zelfbeeld en zelfvertrouwen
Het wantrouwen dat bij deze jeugdigen gezien kan worden geldt niet alleen
de buitenwereld. Ook naar zichzelf ontbreekt het aan vertrouwen. Het gebrek
aan zelfvertrouwen is vaak onderdeel van een negatief zelfbeeld, dat ontstaan is door de afwezigheid van zorg, betrokkenheid en waardering, waardoor de jeugdige ook weinig redenen heeft zichzelf als waardevol en compe-
tent te ervaren.
Het negatief zelfbeeld en afwezig zelfvertrouwen leidt overigens niet per
definitie tot bescheiden en teruggetrokken gedrag. Het is evengoed mogelijk
dat deze gevoelens met veel bluf en bravoure worden afgedekt, of dat de
situaties waarin vaardigheden en competentie een rol spelen worden vermeden.

2.3.3   Cognitief functioneren

De mens is niet alleen een sociaal, maar ook een kennend wezen. Hij heeft
geleerd informatie tot zich te nemen en deze te gebruiken om de wereld tegemoet te treden en naar zijn hand te zetten. Het verkennen van de wereld om
zich heen gebeurt bij het jonge kind vanuit het veilige besef dat er een volwassene is die hem daarbij steunt, stimuleert en begeleidt.
Ook ten aanzien van de verworven kennis van de wereld en omgang met die
kennis is bij jeugdigen met hechtingsproblemen sprake van een aantal specifieke kenmerken. Voorbeelden zijn hiaten in hun verbale vermogen (een
belangrijk middel om kennis te verwerven), en het gegeven dat zij op intelligentietests nogal eens lagere scores vertonen. Enige nuancering ten aanzien
van deze kenmerken is echter op zijn plaats.

Concentratie en motivatie

De situatie van een intelligentietest is een spanningsvolle situatie. Deze jeugdigen lijken hier extra gevoelig voor te zijn, wat kan leiden tot verminderde
concentratie en grotere afleidbaarheid en daarmee tot een lagere score. Ook
kan een verminderde motivatie voor het doen van een test ('Voor wie zou ik
dat doen...?') de score negatief beïnvloeden.

Verbaal vermogen

Met name op de verbale onderdelen blijken deze jeugdigen uitval te vertonen. Zoals eerder al werd aangegeven is de opvoeder degene die – in de zorg
voor het kind – het venster vormt naar de wereld. Door te verwoorden wat er
gebeurt en wat er te zien is, maar ook door het zingen van kinderliedjes en
het doen van woordspelletjes, geeft hij met de taal informatie over de wereld
door aan het kind.
We moeten er bij deze jeugdigen rekening mee houden dat zij in hun vroege
jeugd minder dan gemiddeld in de taal ingevoerd en gestimuleerd zijn. Hierdoor kunnen zowel de omvang van de taalschat als het taalbegrip ernstige
tekorten vertonen.
Daarnaast kan het ook voorkomen dat de taal als communicatiemiddel niet
gestimuleerd is, omdat communicatie binnen de opvoedingssituatie niet rij-
kelijk aanwezig was. Je ziet dan dat taal voor de jeugdige eerder een middel
is om eenzijdig signalen af te geven over zijn welbevinden of zijn behoeftes,
dan om met de ander in wederkerigheid te communiceren.

Informatie

De afwezigheid van een stimulerende opvoeder, onregelmatige schoolgang,
grotere afleidbaarheid en meer zaken aan het hoofd dan goed is voor een
kind, maken dat veel informatie over de wereld waarin het kind leeft, bij jeugdigen met hechtingsproblemen niet aanwezig of reproduceerbaar is. Niet
alleen zorgt dit bij intelligentietests voor een lagere score als het om parate
kennis gaat, ook levert het voor de jeugdige soms gênante situaties op doordat hij als enige in de klas of leefgroep de betekenis van een woord of de werking van een principe niet kent.

'Schijndomheid'

Als bepaalde thema's aan de orde komen, kunnen deze jeugdigen ook een
zekere 'schijndomheid' vertonen. De oorzaak dat zij niet over het onderwerp
mee kunnen praten ligt dan niet in het feit dat ze niet over de nodige kennis
beschikken, maar omdat het onderwerp te beladen is. In feite is hier sprake
van een vorm van zelfbescherming die moet voorkomen dat de jeugdige over-
spoeld wordt met emoties die het onderwerp oproept, maar die niet weet te
hanteren.

Tijdsbesef

Tijd is een wezenlijk onderdeel van de wijze waarop de wereld waarin wij leven georganiseerd is. Het is belangrijke informatie om jezelf door die wereld te kunnen bewegen. Het is bij deze jeugdigen niet zozeer de kennis over tijd die als een specifiek kenmerk aangeduid kan worden, als wel de wijze waarop zij de tijd ervaren. Het verleden is veelal te beladen om te bespreken, voor de toekomst lijkt geen interesse te zijn. De planning voor de langere termijn blijft achterwege, en de jeugdige is moeilijk te activeren voor doelen die verder in de tijd liggen. De vele onzekerheden uit het verleden lijkt hen geleerd te hebben dat plannen maken voor de toekomst geen zin heeft. Dit probleem kan zich uiten op allerlei terreinen, zoals op school ('Waarom zou ik naar school gaan? Ik zal toch geen werk krijgen.'), bij de taken in de groep ('Waarom zou ik mijn kamer bijhouden? Misschien moet ik morgen wel weer naar een ander tehuis.') of bij het leren van sociale vaardigheden ('Hoezo moet ik leren vrienden te maken? Ik heb geen vrienden nodig.'). Dat verleden en toekomst een beladen tijdsspanne is betekent geenszins dat deze jeugdigen zich in het 'hier en nu' het prettigst voelen. Het 'hier en nu' werpt je sterk terug op jezelf, je eigen bestaan, en dat is mogelijk nog leger en angstiger dan gisteren of morgen. Het gevolg is dat deze jeugdigen vaak zeer onrustig zijn, en zich moeilijk op de activiteit kunnen concentreren waar ze mee bezig zijn. Zowel in tijd als in plaats lijken ze van het ene moment naar het andere te fladderen.

2.3.4   Driftleven

Als mens worden wij geboren met een aantal driften. Een drift zou je kunnen omschrijven als de neiging iets te doen om een specifieke behoefte te vervullen. Zo zal een zuigeling hard gaan huilen om duidelijk te maken dat hij de behoefte aan voeding bevredigd wil hebben. De peuter op de crèche zien we capriolen uithalen om de behoefte aan aandacht te kunnen bevredigen. En als we uitgaan kunnen we observeren hoe mensen elkaar het hof maken om aan hun behoefte aan intimiteit en seks te kunnen voldoen.
Vanaf de geboorte ontwikkelen wij – in samenspraak met de wereld om ons heen – gedrag dat ertoe moet leiden dat we onze behoeftes bevredigen of uit kunnen stellen tot een later tijdstip. Ook leren wij bij de bevrediging van die behoeftes rekening te houden met de wereld om ons heen, de mensen die daar deel van uitmaken en de afspraken die we met elkaar maken.
Een aantal van de specifieke gedragskenmerken van jeugdigen met een hechtingsprobleem betreft de wijze waarop zij met hun driften omgaan.

Ongeremd
Veel van deze jeugdigen zijn ongeremd in de wens hun behoeftes direct bevredigd te krijgen. Zij zijn dan niet of nauwelijks in staat tot enig uitstel van behoeftebevrediging, wat gepaard kan gaan met grote boosheid naar hen die voor die bevrediging moeten zorgen. In het alsnog bevredigd krijgen van die behoefte kunnen zij vervolgens normen overschrijden en voorbijgaan aan de rechten en belangen van de ander.

Onverzadigbaar?

Soms zijn deze jeugdigen bijna onverzadigbaar in hun behoeftes, wat uiteindelijk kan leiden tot ernstige problemen. Het gaat bijvoorbeeld om onbegrensd eten, vreemd gedrag om de aandacht op zich gevestigd te krijgen of overmatig masturbatiegedrag.

VOORBEELD   Anna is zeventien jaar en woont inmiddels vier jaar in de leefgroep voor jongeren met een lichte verstandelijke handicap. Op haar derde jaar werd zij in de instelling geplaatst nadat door de Kinderrechter een maatregel was uitgesproken. De ouders van Anna waren niet in staat haar adequate opvoeding en verzorging te bieden, en Anna was de jaren voor de plaatsing ernstig verwaarloosd.

Anna heeft reeds jarenlang last van diverse kwalen. Deels zijn deze te wijten aan haar niet-aflatende snoepzucht, waardoor zij een flink overgewicht heeft ontwikkeld. Ondanks diverse pogingen en afspraken om het snoepen aan banden te leggen koopt zij nog regelmatig een grote hoeveelheid snoep, om dat vervolgens achterelkaar op te eten. Vervolgens is ze ziek en wordt ze door de groepsleiding verzorgd. Ze ligt dan in bed en geniet als een klein kind van de aandacht die ze krijgt. Opvallend is de koorts waar dit altijd mee gepaard gaat. Tot op een dag een groepsleider 43°C koorts afleest en zijn twijfels krijgt. Na enig doorvragen geeft Anna toe de thermometer tegen de verwarming te houden op het moment dat de groepsleiding haar alleen laat om zich te temperaturen. Anna zegt dit vaker te doen omdat ze het zo gezellig vindt om alleen met de groepsleiding thuis te zijn en verzorgd te worden.

Bevrediging los van sociaal/relationeel aspect

Voor het bevredigen van bepaalde behoeftes hebben wij afspraken gemaakt die samenhangen met het gegeven dat wij met elkaar leven, elkaar ontmoeten, kortom dat wij sociale wezens zijn. Zo is het nuttigen van een maaltijd meer dan alleen het tot ons nemen van voeding, en is het ontvangen van aandacht op een feestje gekoppeld aan wederzijdse belangstelling. Het bevredigen van behoeftes is voor een belangrijk deel ingebed in een sociale structuur die een zekere mate van wederkerigheid veronderstelt.

Kenmerkend voor jeugdigen met hechtingsproblemen is dat zij niet mee kunnen gaan in deze sociale structuur, en het sociaal/relationele aspect los zien van de bevrediging van die behoefte. Deels kan dit verklaard worden uit onvermogen (als je altijd met je bord op schoot voor de tv hebt gezeten, snap je niet waarom je aan tafel moet zitten en wachten tot iedereen heeft opgeschept), deels uit angst voor het appèl dat het sociaal/relationele aspect op de jeugdige doet.

2.3.5   Fysiek

Als wij op een afstand van 100 meter een bekende zien lopen, herkennen we hem aan zijn manier van lopen. Als we de persoon wat beter kennen, zijn we zelfs in staat een redelijk betrouwbare uitspraak te doen over de stemming waarin de persoon zich bevindt. Ons lichaam, onze houding, de manier van bewegen, de wijze waarop we ons presenteren, geeft iets aan over wie we zijn en hoe we ons voelen. Zo ook bij jeugdigen met hechtingsproblemen.

Hoekig en niet gericht
De bewegingen van deze jeugdigen worden nogal eens omschreven in termen als 'hoekig' en 'niet gericht'. Men duidt daarmee op de motoriek die onhandig is en met een grote hoeveelheid niet-functionele meebewegingen van armen en benen gepaard gaat. De jeugdige lijkt niet gericht te zijn op het resultaat van zijn beweging, en komt er daardoor slechts met een overdaad aan motoriek bij uit.

Ontbrekende vitaliteit
Uit hun bewegingen en houding kan bij deze jeugdigen een gebrekkige vitaliteit spreken. De schouders zijn daarbij afhangend, de handdruk slap, en de blik is eerder omlaag dan vooruit gericht of dwaalt voortdurend af. De wijze waarop zij zitten kan het karakter van lusteloos hangen hebben, in plaats van actief aanwezig zijn. Het lopen gaat met een slepende tred.

2.3.6   Gewetensontwikkeling

Het begin van de vorming van het geweten vindt plaats in het eerste jaar na onze geboorte. Binnen de relatie met de opvoeder krijgt het kind geboden en verboden mee, krijgt te horen wat wel en niet mag. Indien de relatie met de opvoeders goed is, en deze geboden en verboden consequent gehanteerd en uitgedragen worden, zal het kind deze geboden en verboden verinnerlijken en toepassen als een vanzelfsprekend en zelfs wenselijk deel van zijn wereld. Op een later moment, als het kind het 'in relatie met de ander staan' ervaren heeft en zelf het vermogen daartoe heeft ontwikkeld, zal het ook een inschatting kunnen maken van de wensen en emoties van de ander (Role-taking). Het zal leren daar rekening mee te houden bij zijn eigen doen en laten. Beide elementen, zowel het verinnerlijken van geboden en verboden als het zich kunnen inleven in de ander, zijn belangrijke aspecten bij de vorming van het geweten.

Beperkte gewetensfunctie
Zoals uit het bovenstaande mag blijken, lopen kinderen met hechtingsproblemen een groot risico op een verstoorde ontwikkeling van de gewetensfunctie. Vaak ontbreekt het in hun voorgeschiedenis aan de consequente en betrouwbare opvoeder die de aanzet moet geven voor de ontwikkeling van het gewe-

ten. Bovendien vormt de eigen relatie met de opvoeder onvoldoende basis voor het kunnen inschatten van de wensen en emoties van de ander.

In de praktijk zien we dan ook dat zij in hun handelen volkomen voorbij kunnen gaan aan de rechten en belangen van andere mensen. Zij kunnen het laatste stukje appeltaart opeten dat een ander kind voor een bezoekende ouder had weggezet, en niet begrijpen waarom dat kind daar zo'n verdriet over heeft.

VOORBEELD   Mark, vijftien jaar, is betrapt bij de diefstal van een pakje shag uit de winkel. Als zijn begeleider hem op komt halen van het politiebureau waar hij naar toe is gebracht, is Mark duidelijk geïrriteerd. Als de begeleider – die een timide en berouwvolle houding meer op zijn plaats acht – hem vraagt waarom Mark zo geïrriteerd reageert, antwoordt hij dat hij niet snapt waarom ze de politie erbij moesten halen. Nadat hij betrapt was heeft hij de shag gewoon willen betalen, dan was daarmee de kous toch af geweest? De begeleider moet Mark uitleggen dat het niet alleen om de paar euro's van het pakje shag gaat, maar dat hij ook de rechten van andere mensen heeft overtreden.

Tot zover een opsomming van veel voorkomende en kenmerkende gedragsuitingen bij hechtingsproblemen. Vanzelfsprekend zijn niet alle besproken kenmerken van toepassing op alle jeugdigen met een hechtingsprobleem. Ook kan de ernst van bepaald gedrag per individu sterk wisselen. Voor een juiste inschatting van de ernst en omvang van de problematiek is individuele diagnostiek nodig, waarbij zorgvuldig gekeken wordt naar zowel de huidige problemen, als naar de omstandigheden uit het verleden die tot dit gedrag geleid hebben. Zie hiervoor ook het gedeelte van dit boek dat ingaat op de diagnostiek.

2.4 Diverse problemen die gerelateerd zijn aan hechtingsproblematiek

De hiervoor beschreven specifieke gedragskenmerken zijn met name afkomstig van de populatie jeugdigen met hechtingsproblemen, zoals we deze binnen de jeugdhulpverlening kunnen tegenkomen. Het gaat dan om die groep kinderen en jongeren die voor behandeling en verzorging aangemeld wordt. De aanmelding gaat daarbij vergezeld van een beschrijving van gedragsproblemen waar de genoemde kenmerken in te herkennen zijn of daaruit voortvloeien.

De gevolgen van een hechtingsprobleem kunnen zich echter ook op een andere wijze uiten, of in een combinatie van meerdere kenmerken tot een problematiek leiden waarin pas na zorgvuldig kijken en luisteren de hechtingsproblematiek zichtbaar wordt.

Reeds vanaf de zuigelingentijd kunnen problemen ontstaan die gerelateerd zijn aan een (zich ontwikkelend) hechtingsprobleem[2]. Andere problemen ontstaan pas ver in de volwassenheid.

De impact van een hechtingsprobleem is complex en kan zich breed binnen de ontwikkeling van een kind laten gelden. Hechtingsproblematiek dient dan ook als een zich ontwikkelend proces beschouwd te worden met een breed spectrum van stoornissen en problemen in het verschiet, waarbij meerdere factoren een rol kunnen spelen. In het navolgende worden een aantal stoornissen en problematieken die direct gerelateerd zijn aan hechtingsproblemen kort aangestipt.

Een stoornis die reeds in de zuigelingenperiode op kan treden is de zogenaamde *Failure to Thrive*, oftewel 'het falen van de eetceremonie'. Het gaat daarbij om het niet totstandkomen van de routine waarin de moeder de zuigeling voedt. Een van de oorzaken van deze stoornis is dat de baby als gevolg van te weinig hechtingsgedrag onvoldoende ingaat op het voedingsgedrag van de moeder. Samen met een aantal andere factoren leidt dit – in interactie met elkaar – tot een vicieuze cirkel, waarvan de mislukte eetceremonie het gevolg is.

Verschillende *psychosomatische aandoeningen* blijken meer op te treden bij kinderen met een hechtingsprobleem dan bij andere kinderen. Uit een onderzoek van Mrazek (geciteerd uit De Raeymaeckers, *Psychosomatische aandoeningen* in Sanders-Woudstra, 1985) – gedaan in 1987 onder een groep astmatische kinderen en een groep kinderen zonder astma – bleken in de groep kinderen met astma meer dan drie keer zoveel kinderen voor te komen met een gestoorde hechtingsrelatie (46%) dan in de groep kinderen zonder astma (14%). Andere psychosomatische aandoeningen die genoemd worden in relatie met een hechtingsprobleem zijn onder andere eczeem en haarverlies.

Ook *angsten en fobieën*, zoals angst voor dieren, grote ruimtes of groepen mensen, kunnen het resultaat zijn van een verstoorde hechtingsrelatie. In de angst of fobie is dan vaak een duidelijke functie te herkennen, namelijk als voorwendsel om in de 'veilige nabijheid' van de hechtingspersoon te mogen blijven. In het boek *Opvoeden in geborgenheid* van Van IJzendoorn et al (1985) wordt vanuit de hechtingstheorie van Bowlby een verklaring gegeven voor fobieën bij het kind. Als sprekend voorbeeld voor een dergelijke fobie noemt IJzendoorn de schoolfobie. Opvallend daarbij is dat in Bowlby's visie de oorzaak niet alleen in een verstoorde hechtingsrelatie aan de zijde van het kind, maar ook bij een hechtingsgestoorde ouder kan liggen. In dit laatste geval gaat het om projectie van de eigen angst op het kind om gescheiden te worden van een hechtingspersoon (separatieangst). Waar het een hechtings-

---

2   Voor alle zorgvuldigheid dient opgemerkt te worden dat bij problemen die op jonge leeftijd met de hechting in verband worden gebracht niet altijd duidelijk gesteld kan worden wat de oorzaak en wat het gevolg is. Zo kan een probleem bij het voeden zowel gevolg als oorzaak zijn van zich ontwikkelende hechtingsproblemen.

stoornis aan de kant van het kind betreft is eveneens sprake van separatieangst, mogelijk opgeroepen door dreigende separatie van de opvoeder door
omstandigheden, zoals een ernstige ziekte of dood door een ongeval, waarvan het kind de volledige draagwijdte nog niet kan bevatten.

Onder *psychopathiforme gedragsstoornissen* wordt gedrag verstaan dat "...
primair tegen de buitenwereld gericht lijkt te zijn; het gaat dan ook in de
regel om gedragsstoornissen, waarbij heftige en primitieve agressieve impulsen tegen de buitenwereld ongeremd uitgeleefd worden en waarbij schuldge-
voelens nagenoeg volledig lijken te ontbreken" (De Witte, 1990, p. 338).
Gedrag dat hieronder verstaan kan worden is bijvoorbeeld stelen, brandstich-
ting en vandalisme. Deze gedragingen kunnen ernstige vormen aannemen en
doorgroeien tot delinquentie. In de volwassenheid kan dit leiden tot een anti-
sociale persoonlijkheidsstoornis.
De oorzaak van psychopathiform gedrag wordt door Hart de Ruyter gezien in
een gestoord functioneren van diverse delen van de persoonlijkheidsstruc-
tuur. Aan de basis ligt volgens Hart de Ruyter het gebrek aan basisveiligheid.
Als zich in plaats van de basisveiligheid basis*onveiligheid* ontwikkelt, is de
volgende stap op weg naar psychopathiform gedrag die van de ontwikkeling
van het gevoel van basiswantrouwen. Fundamentele onzekerheid over zichzelf, de eigen mogelijkheden en de eigen persoon, leiden tot wantrouwen
naar de eigen omgeving en de mensen die daarin verblijven. Dit basiswantrouwen leidt ertoe dat de ander met wantrouwen tegemoet getreden wordt,
met als gevolg de voorspelbare, verstorende effecten voor de affectieve relaties die het kind in zijn omgeving aan zal gaan. De negatieve wisselwerking
die ontstaat tussen het kind en de wereld is een bevestiging dat de ander niet
te vertrouwen is. Het kind zal de liefde dan ook niet meer op de ander richten,
maar vooral op zichzelf. Van de ander heeft het niets te verwachten, voor
bevrediging van behoeftes zal het zelf moeten zorgen. De ander is hoogstens
een instrument om tot bevrediging van die behoeftes te kunnen komen.

Bij de psychopathiforme gedragsstoornissen geldt als een van de criteria dat
de basale rechten van de ander overschreden worden. Lang niet altijd echter
richt de boosheid van de jeugdige met hechtingsproblemen zich naar buiten,
op de wereld om zich heen. Afhankelijk van onder meer het geslacht kan de
boosheid zich ook naar binnen richten. We spreken dan van internaliserend
probleemgedrag, wat kan leiden tot het ontstaan van *depressieve klachten* of
zelfs een *depressieve stoornis*. Het verschil dat het geslacht kan maken bij
het ontwikkelen van externaliserend of internaliserend probleemgedrag heeft
vooral een sociologische achtergrond, waarbij het agressieve gedrag van jongens eerder getolereerd en zelfs bekrachtigd wordt dan bij meisjes. Jongens
zouden daardoor eerder dan meisjes geneigd zijn onlustgevoelens te uiten in
de vorm van agressief gedrag.

Depressieve klachten kunnen als volgt omschreven worden:
- de stemming is depressief of prikkelbaar;
- verlies van interesse of plezier in het ondernemen van activiteiten;
- opvallende schommelingen in het gewicht of wisselingen in de eetlust;
- slapeloosheid of juist overmatig veel slapen;
- dagelijks optredende psychomotorische opwinding of bewegingsarmoede;
- gevoelens van waardeloosheid of schuldgevoel, moeite met het denk- of concentratievermogen of besluiteloosheid;
- terugkerende gedachten aan de dood en/of suïcide.

De eerder aangehaalde Hart de Ruyter geeft aan dat depressieve klachten – als onderdeel van psychopathiform gedrag – het gevolg kunnen zijn van hechtingsproblemen.

2.5 Hechtingsproblematiek en adoptie

De bijzondere situatie van adoptie binnen de hechtingsproblematiek rechtvaardigt een aparte bespreking hiervan. Het zijn zowel de omstandigheden die tot de hechtingsproblemen geleid kunnen hebben, als de wijze waarop deze jeugdigen door adoptie een opvoedingssituatie is aangeboden die deze situatie tot een bijzondere maken.

We moeten ons daarbij bedenken dat het vooral gaat om adoptiekinderen die afkomstig zijn uit het buitenland. In Nederland worden jaarlijks enkele tientallen kinderen ter adoptie aangeboden. Vanuit het buitenland daarentegen vonden in 1998 825 adopties plaats, wat in 1999 groeide tot een aantal van 993 (bron: *Statistische gegevens betreffende de opneming in gezinnen in Nederland van buitenlandse adoptiekinderen in de jaren 1995-1999*, Ministerie van Justitie, 's-Gravenhage).

Hoewel het overgrote deel van de adopties goed verloopt, zijn volgens onderzoek adoptiekinderen oververtegenwoordigd in de groep jeugdigen die klinische psychotherapie ondergaan, jonge patiënten die in behandelcentra en psychiatrische ziekenhuizen zijn opgenomen en kinderen die in schooladministraties staan aangemerkt als zintuiglijk, neurologisch of emotioneel gehandicapt (David Brodzinsky, 1997).

In de Nederlandse situatie wordt gesproken van ongeveer een kwart van de geadopteerde jeugdigen die professionele hulp nodig heeft, variërend van een enkel gesprek met een psycholoog tot langdurige behandeling of therapie. Het percentage geadopteerden waarbij de problematiek dermate ernstig is dat zij uit huis geplaatst moeten worden, ligt tussen de 5 en de 7%.

2.5.1 Bijzondere omstandigheden

Van jeugdigen die voor hulpverlening worden aangemeld is over het algemeen een dossier aanwezig met gegevens over zijn of haar achtergronden. Deze informatie varieert van eenvoudige 'harde' gegevens zoals de geboortedatum en -plaats en de schoolcarrière, tot informatie over het verloop van de zwangerschap en de bevalling, de relatie tussen de ouders en een beschrijving van het sociale netwerk van het gezin van herkomst. In een land als Nederland – waarin grote hoeveelheden informatie worden vastgelegd en bewaard – is zelfs van jeugdigen uit zeer onoverzichtelijke opvoedingssituaties toch het een en ander aan informatie bekend of te achterhalen.

In geval van interlandelijke adoptie ligt dit heel anders. Informatie over de achtergronden van het kind is in veel gevallen niet of slechts in beperkte mate bekend of beschikbaar. Het niet-beschikbaar zijn van deze informatie kan op verschillende momenten in het leven van de geadopteerde een belangrijke rol spelen. De afwezige informatie over de medische achtergrond kan leiden tot onduidelijkheid en onzekerheid bij de adoptiefouders als hun adoptiefkind in de zuigelingenperiode een allergische reactie heeft op de voeding, wat de zo cruciale eerste aansluiting tussen ouder en kind weer bemoeilijkt. Onduidelijkheid over het gezin van herkomst bemoeilijkt het zoeken naar de eigen 'roots' als de geadopteerde daar in de adolescentie naar wil gaan zoeken. Diagnostiek en behandeling van psychische of psychiatrische problematiek wordt bemoeilijkt door de afwezigheid van kennis over mogelijke traumatiserende ervaringen van het kind, alvorens het ter adoptie werd aangeboden.

Ouders en kinderen blijken in de praktijk overigens zeer inventief in het omgaan met en opvullen van dergelijke hiaten in de kennis over het kind.

VOORBEELD   Ernesto is vanuit Colombia geadopteerd toen hij ruim twee jaar oud was. Over de twee jaar die hij – vermoedelijk op straat – heeft doorgebracht alvorens hij door de politie bij het kindertehuis werd afgegeven, is niets bekend. Wel heeft hij een aantal littekens die wijzen op ernstige mishandeling. Zoals bij veel kinderen van wie de geboortedatum niet te achterhalen is, staat in zijn 'status' 1 januari als geboortedatum vermeld. Om hun kind eigenheid en geschiedenis te geven hebben de adoptiefouders bij de adoptie reeds besloten als verjaardag van Ernesto de datum van hun eerste ontmoeting aan te houden.

2.5.2   Nieuwe kansen

Niet alleen de omstandigheden waaronder het adoptiefkind de eerste maanden of jaren geleefd heeft – en de gememoreerde onbekendheid daarmee bij de adoptiefouders – maken adoptie tot een bijzondere situatie in het veld van hechtingsproblemen. Ook het gegeven dat deze kinderen een nieuwe kans op ontwikkeling aangeboden krijgen in een situatie die zo volkomen tegengesteld is aan die waaruit zij afkomstig zijn, speelt een rol van betekenis bij de hulpverlening aan deze jeugdigen en hun adoptiegezinnen.

Ouderparen die op het vliegtuig stappen voor het ophalen van een geadopteerd kind moeten een procedure van soms enkele jaren doorlopen, inclusief een onderzoek door de Raad van de Kinderbescherming naar hun geschiktheid en een verplichte voorlichting van het bureau VIA (Voorlichting Interlandelijke Adoptie). In toenemende mate zijn de aanvragers ongewenst kinderloos, en hebben voorafgaande aan de adoptieprocedure al een acceptatieproces ten aanzien van deze ongewenste kinderloosheid doorgemaakt. Met recht kan gesteld worden dat het een groep zeer gemotiveerde, verwachtingsvolle en deskundige ouders betreft.

Alle zorgvuldige voorbereidingen door ouders en begeleidende instanties kunnen er echter niet altijd voor zorgen dat de wensen en verwachtingen van deze ouders vervuld worden als – naar achteraf blijkt – de betrokkenheid en nabijheid van de adoptiefouders onvoldoende zijn om een 'groeizame' opvoedingsrelatie met hun adoptiefkind aan te gaan. Gemotiveerd doorzettingsvermogen en schaamte om toe te moeten geven dat het niet goed gaat nu hun kind er eindelijk is, maar ook miskenning of onderschatting door de omgeving, maken dat de processen tussen adoptiefouders en -kind ernstig kunnen escaleren, alvorens de hulpverlening op gang komt.

Als eenmaal het contact met de hulpverlening gelegd is, vraagt de bijzondere achtergrond van de jeugdige, maar nu ook die van de ouders, om een vorm van begeleiding die recht doet aan die bijzondere situatie. Adoptiefouders dreigen hun kind waar zij eerst zo voor gestreden hebben om het te krijgen en te behouden, aan de hulpverlening te verliezen, en het vraagt dan ook een bijzondere vaardigheid om deze ouders recht te doen in hun behoefte en het recht om ook in deze moeilijke situatie 'ouder van dit kind' te zijn.
Bij de jeugdige kunnen in een dergelijke situatie de negatieve gevoelens naar de adoptiefouders zich sterk manifesteren. Erg begrijpelijk vanuit de idee dat zij zich, na de eerdere verlieservaringen, opnieuw in de steek gelaten kunnen voelen. Toch zal rekening gehouden moeten worden met de mogelijkheid dat de zichtbare woede niet of niet alleen deze adoptiefouders betreft, maar dat dit ook een projectie kan zijn van negatieve gevoelens ten aanzien van bijvoorbeeld de natuurlijke ouders of de hulpverlening.
Tot slot speelt ten aanzien van de geadopteerde jeugdige het gegeven dat de adoptie altijd onderdeel zal blijven van het bestaan van dit kind. In de verschillende ontwikkelingstaken die iedere persoon gedurende zijn leven doormaakt – van het prille besef zelf iemand te zijn tot de ervaring zelf kinderen te krijgen of op hoge leeftijd de partner te moeten verliezen – zal dit gegeven meespelen in het nemen van deze stappen[3]. Een uitgebreide beschrijving van deze ontwikkelingstaken en de implicatie van adoptie hierop, staat beschreven in het boek *Geadopteerd. Een leven lang op zoek naar jezelf*, van David Brodzinsky.
Zo maken de bijzondere achtergronden en omstandigheden van alle leden uit het adoptiegezin de hulpverlening aan geadopteerde hechtingsgestoorde kinderen tot een bijzondere en complexe taak.

2.6   Diagnostiek

Als ouders bij de hulpverlening aankloppen om hulp, wordt hen vanzelfsprekend gevraagd naar het probleem waar zij en hun kind mee kampen. Het eerste dat dus vanuit het oogpunt van de hulpverlener zichtbaar wordt, is de problematiek die direct aanleiding heeft gegeven voor de vraag om hulp. Net zoals een goede huisarts niet alleen een pijnstiller voorschrijft om het eerste leed te verzachten, maar vervolgens verder gaat zoeken naar de oorzaak van de klacht, zo wordt ook in deze hulpverlening met behulp van diagnostiek gezocht naar de mogelijke aanleiding van het probleemgedrag van het kind. Het proces van zoeken wordt het diagnostisch proces genoemd. Hierbij wordt informatie verzameld, en aan de hand van diverse onderzoeksinstrumenten gezocht naar de bevestiging of het uitsluiten van mogelijke verklaringen.

2.6.1   Het diagnostisch proces

Onderzoek van de sociale en emotionele ontwikkeling van een kind kan het best gestart worden vanuit een diagnostisch interview met de ouders. In dit interview komt het probleemgedrag en de ontwikkeling van het kind, inclusief de levenservaringen aan de orde. Tevens wordt besproken wat dit voor de ouders en de wijze waarop zij met hun kind omgaan heeft betekend. Indien daar aanleiding voor is kan ook de eigen achtergrond van de ouders aan de orde komen.

De uitkomst van het interview kan ertoe leiden dat meer specifieke vragen gaan ontstaan over de sociale en emotionele ontwikkeling van het kind. Deze vragen zullen vooral betrekking hebben op de wijze waarop het kind omgaat met zijn omgeving, relaties aangaat en instandhoudt, besef heeft van waarden en normen, enzovoort.

VOORBEELD   Arno (twaalf jaar) wordt bij de School Begeleidingsdienst (SBD) aangemeld vanwege het 'bijzondere' gedrag dat hij op het Speciaal Basis Onderwijs (SBO) laat zien. Arno werd op het SBO geplaatst vanwege zijn moeite zich op zijn schoolwerk te concentreren, en de daaruit voortvloeiende leerachterstand. Ook vond hij moeilijk aansluiting bij andere kinderen in zijn klas. Inmiddels zit Arno drie jaar in dezelfde leergroep en is met name zijn gedrag verder achteruitgegaan. Hij staat volkomen geïsoleerd in de groep, wat versterkt wordt door zijn onvoorspelbare driftbuien die bij de andere kinderen angst oproepen. De leerkracht heeft inmiddels een werkbare relatie met Arno, maar in zijn afwezigheid doet Arno rare dingen. Als er vervanging is vanwege ziekte of adv, heeft Arno een moeilijke dag.

In overleg tussen de SBD, de school en de moeder van Arno, wordt besloten eerst een gesprek te laten plaatsvinden tussen de orthopedagoog van de SBD en de moeder van Arno. (Toen

Arno drie jaar was is zijn vader na herhaaldelijke echtelijke ruzies met de noorderzon vertrokken.)

In het diagnostisch interview met moeder komen de zwangerschap, de bevalling en de eerste jaren van Arno aan de orde. Ook vertelt moeder zelf over haar worstelingen met Arno's gedrag, en wat zij allemaal geprobeerd heeft om daar verbetering in te brengen.

Naar aanleiding van dit eerste gesprek en in overleg met alle betrokkenen, besluit de orthopedagoog tot een gesprek met Arno zelf, een gesprek met de leerkracht over onder meer zijn gedrag in de klas en zijn leervorderingen, en een klassenobservatie van Arno. Op basis van de informatie die daaruit voortkomt zullen eventuele verdere afspraken over onderzoek en diagnostiek gemaakt gaan worden.

2.6.2   Onderzoeksinstrumenten

Het diagnostisch interview is een eerste stap in het diagnostisch proces. Op basis van deze eerste informatie vormen zich ideeën over hoe de problematiek is ontstaan. Om dit verder te onderzoeken wordt op een steeds gerichtere wijze aanvullende informatie verzameld. Gesprekken met derden, een observatie en mogelijk een onderzoek met behulp van testen of vragenlijsten. Een aantal van de gebruikte instrumenten die gebruikt worden bij onderzoek van de sociale en emotionele ontwikkeling – en die mogelijk in de dossiers van kinderen en jongeren met hechtingsproblematiek terug te vinden zijn – wordt kort toegelicht.

Attachment Q-sort Waters (1995). Bij dit instrument wordt een video-opname gemaakt in het gezin. Deze drie tot vier uur durende video-opname wordt vervolgens door een speciaal daarin geschoolde codeur bekeken. De codeur beoordeelt aan de hand van afgesproken criteria de kwaliteit van de gehechtheid binnen het gezin.

Een tweetal specifieke vragenlijsten die Polderman (1998) noemt voor het moment waarop hechtingsstoornis in de hypothese reeds tot de mogelijkheden behoort, zijn de 'Globale Indicatielijst Hechting' (GIH, Polderman/TGV Rotterdam) en de lijst 'Voorgeschiedenis van het adoptiekind in het land van herkomst' (Versluis-Den Bieman/TGV Rotterdam).

Bij de lijst 'Voorgeschiedenis van het adoptiekind in het land van herkomst' wordt de adoptiefouders gevraagd een lijst met zo'n dertig vragen te beantwoorden over de herkomst en voorgeschiedenis van het adoptiefkind, het eerste contact tussen het adoptiefkind en -gezin en de groei in het gezin. De waarde van deze lijst is dat zij – in combinatie met andere instrumenten – een completer beeld kan geven van de achtergronden van het adoptiefkind, het gezin waarin het is opgenomen en de eerste contacten tussen beiden.

Bij de GIH worden door de opvoeders veertig vragen beantwoord, waarbij de laatste vier de mogelijkheid tot uitgebreidere toelichting hebben. De vragen hebben betrekking op een viertal schalen die over het contact, de stemming, het gedrag en de aandacht gaan.

De vragenlijst kan kwalitatief (aan de hand van de antwoorden) worden beoordeeld of kwantitatief met behulp van een sleutel. In het laatste geval geeft de hoogte van de score een indicatie van de mate van de (mogelijk aanwezige) hechtingsproblematiek.

De vragenlijst is niet wetenschappelijk onderzocht, maar gebaseerd op internationale literatuur. Wel vindt momenteel vanuit de universiteit in Leiden en onder verantwoordelijkheid van Van IJzendoorn, een onderzoek plaats naar de door Polderman gehanteerde videomethodiek bij hechtingsproblemen, waarin de vragenlijst wordt meegenomen en afgezet wordt tegen de eerder genoemde 'Attachment Q-sort'.

Van IJzendoorn, tot slot, bespreekt in zijn boek *Gehechtheid van ouders en kinderen* (1999) het 'Gehechtheidsbiografisch Interview'. Dit instrument is bedoeld om zicht te krijgen op de gehechtheidsgeschiedenis van volwassenen. In een interview van ongeveer een uur wordt de volwassene onder andere gevraagd naar de relatie met de eigen opvoeders, de wijze waarop de eigen opvoeding ervaren is en de inschatting van de mate waarin deze ervaring nu nog van belang is voor de eigen rol als opvoeder. Aan de hand van een analyse van het transcript van dit interview kunnen uitspraken gedaan worden over de representatie van de eigen gehechtheid die – zo meent Van IJzendoorn – van invloed is op de ontwikkeling van de gehechtheid bij de kinderen van deze volwassene.

3   Methodisch werken

In dit hoofdstuk wordt ingegaan op de wijze waarop vorm wordt gegeven aan preventie en behandeling van hechtingsproblemen en de daarmee samenhangende problematiek.

Als hulpverleningsvormen besproken en met elkaar vergeleken worden, gebeurt dat nogal eens in termen van 'methode' en 'methodiek'. De termen worden daarbij soms door elkaar gebruikt, wat de duidelijkheid niet ten goede komt. In dit boek zullen we verder de volgende definities aanhouden:

"Methode: een methode is een bepaalde manier van werken om een gesteld doel te bereiken, met andere woorden een systematische werkwijze.
Methodiek: een methodiek is een samenhangend geheel van methoden, waarbinnen afzonderlijke werkwijzen en systemen van beperkter omvang zijn te onderscheiden, met andere woorden een algehele werkwijze inclusief uitgangspunten, visies en doelstellingen."
(Winkelaar, 1998, geciteerd uit Bruininks, 2000, p. 27)

3.1   Eclectisch werken; op zoek naar de meest ideale behandeling

Een beschrijving van methodisch handelen kan het best gebeuren vanuit het theoretisch concept waar het uit voortgekomen is. In de praktijk is het echter zo dat de meeste vormen van behandeling niet gebaseerd zijn op één enkel theoretisch concept, en is er dus eerder sprake van een behandelmethodiek dan van een behandelmethode. De belangrijkste oorzaak daarvoor is de volgende. Instellingen voor behandeling hebben over het algemeen een lange historie, met wortels in bijvoorbeeld de kinderbescherming of de kerkelijke armenzorg. Uit oude instellingen zijn behandelinstituten ontstaan, met een visie op behandeling die in een zelfde historie is meegegroeid. In de gehanteerde methodiek zijn in de loop van de jaren, op basis van ervaringen en ontwikkelingen, aanpassingen aangebracht, waar meerdere theoretische concepten in zijn te herkennen. De ervaringen en ontwikkelingen die tot aanpassingen van de methodiek geleid hebben zijn overigens niet allemaal en noodzakelijk uit de hoek van onderzoek en behandeling voortgekomen. Ook fusies tussen instellingen, financiële omstandigheden en beleidskeuzes van overheidswege leiden tot aanpassing van de methodiek.

De huidige behandelmethodiek van de meeste instellingen kunnen dan ook vooral als eclectisch omschreven worden; strevend naar een optimale samenstelling van verschillende methodes binnen de gegeven mogelijkheden.

Ten behoeve van de herkenbaarheid van de theoretische achtergronden, zoals deze eerder in dit boek besproken werden, is de beschrijving van het methodisch handelen onder de noemer van de betreffende theorie geplaatst.

3.2 'Attachment' binnen de behandeling

Bowlby's concept van attachment is door hemzelf niet vertaald naar behandeling. Wel zijn in veel behandelmethodieken kernpunten uit deze theorie te herkennen. Daarbij is dan met name aandacht voor de responsiviteit (mate van alertheid waarmee gereageerd wordt op zorgvragend gedrag van het kind) en sensitiviteit (mate waarin de reactie van de opvoeder is afgestemd op de behoefte van het kind) van de opvoeder, en het versterken van het basisvertrouwen bij de jeugdige. Doel van de behandeling is het opdoen van positieve (hechtings)ervaringen die de ontwikkeling van zelfvertrouwen en het vermogen om vertrouwen te hebben in de ander (adaptability) bevorderen.

Een voorbeeld van een methodiek waarin dit herkenbaar is, is de video interactie begeleiding (VIB).

3.2.1 VIB

Vanuit haar ervaringen bij de 'Voorziening voor Pleegzorg' in Rotterdam en uit haar eigen praktijk ontwikkelde Polderman de methode voor het ontwikkelen van een veilige gehechtheid, waarbij gebruik wordt gemaakt van de principes van de 'Video Interactie Begeleiding' (VIB) (Dekker & Biemans, 1994, geciteerd in Polderman, *Tijdschrift voor Orthopedagogiek*, 1998). In vier stappen wordt geprobeerd de sensitiviteit en responsiviteit van de opvoeder te versterken, en het basisvertrouwen van het kind te laten groeien. In de eerste stap wordt onderzoek gedaan dat moet leiden tot een globale diagnose, waarna in de tweede stap de diagnose met de opvoeders besproken wordt, en met behulp van de testresultaten en de video-opnames uit de eerste stap geïllustreerd. Het gedrag van het kind wordt geïnterpreteerd en toegelicht vanuit hechtingstheoretisch perspectief, waardoor de opvoeders een ander beeld van (en daardoor meer begrip voor) hun kind en de achtergronden van het gedrag gaan krijgen.

De derde stap is die van de hulp aan het kind, via de opvoeder. Daarbij wordt gezocht naar manieren waarop de opvoeder met behulp van lichaamshouding en stem het kind geborgenheid en nabijheid kan laten ervaren.

In de vierde stap wordt het belang benadrukt van het genieten van de positieve resultaten. Hierbij worden de opvoeders onder andere bevestigd in hun eigen positieve aandeel, en ontstaat ruimte voor het ervaren van de leuke kanten van het kind.

De snelheid waarmee succes geboekt kan worden hangt af van de mogelijkheden van de opvoeder en de leeftijd van het kind, en kan variëren van een periode van enkele weken tot zelfs enige jaren.

VIB wordt op aanvraag ook gegeven door medewerkers van het bureau 'Voorlichting Interlandelijke Adoptie' (VIA), met als doel de ingroei van adoptiekinderen in het adoptiefgezin te bevorderen, zodat de hechting tot stand kan komen.

Ook in andere behandelingsmethodieken kan men de invloed van Bowlby's hechtingstheorie herkennen in de aandacht voor de wijze waarop de opvoeder aanwezig en beschikbaar is voor het zich ontwikkelende kind.

Hoewel Bowlby geen behandelplan voor Ivanko klaar zou hebben liggen, zou hij wel een aantal punten willen benadrukken:

VOORBEELD   Allereerst zou Bowlby aangeven dat er voor Ivanko nog altijd kansen liggen op gezonde hechtingsrelaties. Hij zou daarbij waarschijnlijk wijzen op de continuïteit in het contact die de vader van Nadya, de heer B., mogelijk te bieden heeft en de kans op een positieve relatie met de huidige leerkracht.
Bowlby zal daarnaast nog een waarschuwing laten horen. Waar moeder vanuit haar belaste verleden een opvoedingspatroon van 'niet beschikbaar zijn' heeft herhaald in haar relatie met Ivanko, loopt Ivanko het risico dit later als ouder eveneens te herhalen. Om een dergelijke herhaling te voorkomen, zal het opdoen van positieve hechtingservaringen van groot belang zijn.

3.3   De Lange: behandeling van de 'fundamentele relatiestoornis'

De Lange stelt dat de fundamentele relatiestoornis het gevolg is van de afwezigheid van veiligheid en geborgenheid, wat echter niet als een onomkeerbaar proces beschouwd mag worden. Vanuit zijn denkmodel formuleerde De Lange een tweetal behandelstrategieën. Doel van deze behandeling is "een situatie te scheppen waarin groeibelemmerende relaties worden omgevormd tot, of vervangen door, bevredigende, groeibevorderende relaties." (De Lange, 1991, p. 19).

De twee behandelstrategieën die De Lange voorstaat zijn de inhaalstrategie en de sociogroepsstrategie. De keus voor een van beide wordt bepaald door de (ontwikkelings)leeftijd van het kind, en de mogelijkheid die het kind heeft om nog tot lichamelijke aansluiting te kunnen komen bij de ouder(s) of een vervangende opvoeder.

3.3.1 De inhaalstrategie

Uitgangspunt voor de behandelmethode voor kinderen tot circa negen jaar, is dat de primaire fundamentele relatiestoornis zijn aanvang genomen heeft in de fase van de lichamelijke behoefte. In de behandeling zullen de ouders dan ook de lichamelijke betrokkenheid met het kind (opnieuw) tot stand moeten brengen. De lichamelijke aansluiting zal leiden tot wederkerigheid in de relaties; als het kind kan ontvangen, zal het leren geven. Het kind zal opnieuw betrokken raken met de wereld om zich heen en de mensen die daar deel van uitmaken. Voor deze strategie houdt De Lange globaal de leeftijd van negen jaar aan, omdat het kind nog bereid moet zijn zich lichamelijk en affectief aan de ouders over te geven. Oudere kinderen moeten zelf kunnen kiezen voor deze vorm van behandeling. Zowel de naderende gewaarwording van de seksuele geladenheid van het lichamelijke contact, als het zich in sociaal opzicht meer gaan richten op leeftijdgenoten in plaats van op de ouders, zullen hierbij zeker een belangrijke rol spelen. Een uitloop tot 14-jarigen ziet De Lange – niet in de laatste plaats vanwege een gebrek aan alternatieven voor deze leeftijdscategorie – als mogelijke noodzakelijkheid dan wel als noodzakelijke mogelijkheid.
Bij de inhaalstrategie worden de ouders op directieve wijze ondersteund bij het omgaan met hun kind.
Het kind kan echter gedrag vertonen met de bedoeling de lichamelijke en affectieve toenadering van de ouders te ontwijken. Bij de ondersteuning van de ouders kan het daarom aankomen op zeer concrete en nauw omschreven adviezen, waarbij van de begeleider kennis van, en ervaring met het werken met gezinssystemen verwacht kan worden.

VOORBEELD Lisa is een meisje van bijna acht maanden. Vanaf het begin zijn er problemen geweest met ondermeer de voeding. Hoewel haar moeder graag borstvoeding wilde geven, zocht Lisa niet de borst en maakte zij geen oogcontact met haar moeder. Om geen strijd te maken van het voedingsritueel zijn de ouders van Lisa na een aantal dagen van vruchteloze pogingen overgegaan op flesvoeding. Nog steeds lijkt Lisa zich te verzetten tegen de ouders. Lisa huilt veelvuldig en laat zich niet troosten. Zij kromt haar rug naar achter en wendt haar hoofd af.
De ouders krijgen het advies Lisa – die inmiddels ook een lichte groeiachterstand heeft opgelopen – in een draagdoek op de buik en tegen de borst te nemen als zij huilt, en haar zachtjes toe te spreken en te sussen. De natuurlijke houding 'dwingt' Lisa tot lichamelijkheid, het zachte geluid van de ouder laat Lisa weten dat er van haar gehouden wordt. Nog steeds huilt Lisa, maar het huilen wordt steeds korter, en zij geeft zich eerder over aan het troostende lichaam van haar vader en moeder. Haar groeicurve is gestabiliseerd en gaat zelfs voorzichtig omhoog.

Wat nu als de ouders niet willen, of niet in staat zijn het zware traject van de inhaalstrategie aan te gaan? De Lange schetst zelf de mogelijkheid dat buitenstaanders, hetzij vanuit de hulpverlening, hetzij door een vrijwilliger, de rol van de ouder in dit proces overnemen. Is het kind eenmaal in staat tot lichamelijke betrokkenheid, dan kan het deze overbrengen naar de relatie met de ouders. Enigszins bitter merkt hij echter op dat de huidige stand van zaken in de hulpverlening het welhaast onmogelijk maakt dat hulpverleners een dergelijke betrokkenheid met een cliënt aangaan, vanwege de alom geadviseerde distantie tussen cliënt en hulpverlener, en vanwege de angst voor het gevaar van grensoverschrijdende intimiteiten die om de hoek van deze behandelwijze zou liggen.

Ouder-kindtherapie
Een voorbeeld van een vorm van behandeling waarbij de inhaalstrategie wordt toegepast, is de ouder-kindtherapie zoals deze binnen het MKD 'De Molenhorst' in Utrecht ontwikkeld is en gehanteerd wordt. Hierbij wordt met behulp van diverse oefeningen de lichamelijke en affectieve aansluiting opnieuw tot stand gebracht. Er wordt gewerkt met massage, spelen in bad en hangmat en het 'liefdevol vasthouden'. Dit laatste is over het algemeen beter bekend onder de term 'holding', en houdt in dat een ouder het kind langdurig op schoot neemt en het stevig, maar liefdevol vasthoudt. Het kind met een hechtingsprobleem zal zich hier tegen verzetten, maar de ouder houdt net zolang vast, en wiegt en stelt het kind gerust tot het zich overgeeft aan de omhulling van de ouder.
Deze zeer intensieve methode vindt alleen plaats onder deskundige begeleiding van een hulpverlener, die de ouder die het kind bij zich heeft, coacht.

3.3.2   De sociogroepsstrategie

Als de inhaalstrategie niet mogelijk is of door het kind zelf niet gewenst wordt, komt voor dit kind de sociogroepsstrategie in beeld. Deze strategie is gebaseerd op de fase waarin kinderen zich vanaf negenjarige leeftijd voor de sociale behoefte wenden tot hun leeftijdsgenoten. Het zijn vanaf dat moment ook niet meer de ouders of de leerkracht die belangrijk zijn voor hun mening over wat mooi en lelijk is, goed of fout, belangrijk of juist niet, maar de leden uit de groep waar het kind deel van uit wil maken.

In de sociogroepsstrategie wordt gebruikgemaakt van de volgende principes:
– Als zich bij het kind vanaf ongeveer het negende jaar de sociale behoefte doet gelden, zoekt het de leeftijdsgenootjes op om in groepsverband spontaan tot activiteiten te komen.
– Mede ten gevolge van de ondernomen activiteiten ontstaat binnen de sociogroep een eigen groepsstructuur met een eigen hiërarchie. Tevens ontstaat er binnen de groep een eigen stelsel van normen.

– De gezamenlijke activiteiten, de hiërarchie en het normenstelsel creëren een 'Wij-gevoel' dat het 'Ik-gevoel' overheerst. Hierdoor zullen de ervaren groepsnormen overgenomen en geïnternaliseerd worden.

Als sociale aansluiting in de sociogroep heeft plaatsgevonden, en de normering via die sociogroep tot stand is gekomen en verinnerlijkt, kan gesproken worden van gezonde groei. In de volgende fase komt dan de individualisatie op gang, en is er ruimte om onlustgevoelens vanuit het 'lichamelijke-Ik' en het 'affectieve-Ik', een plaats te geven, en hierdoor te groeien.

De Socio Groeps Strategie (SGS) in Rijksinrichting 'Den Engh'

Een instelling waar de SGS van De Lange in een concrete behandelmethodiek is vormgegeven, is Rijksinrichting 'Den Engh' in Den Dolder en Ossendrecht. In deze instelling worden op zwakbegaafd niveau functionerende jongens van twaalf tot drieëntwintig jaar behandeld in een twee jaar durend programma. In deze twee jaar – opgedeeld in vier periodes – doorloopt de groep met elkaar de vier fasen die in de behandeling onderscheiden worden. De fasen van behandeling gaan overigens niet gelijk op met de vier periodes waarin de behandeling plaatsvindt, maar overlappen deze in een gestage overgang. De eerste periode start met de desoriëntatiefase. Door de jongens alle persoonlijke eigendommen af te nemen, door ze in een leeg, nog schoon te maken en in te richten paviljoen te plaatsen en hun daarbij een programma aan te bieden waar geen ruimte is voor vrije tijd, wordt hen de gelegenheid ontnomen terug te vallen op gedragspatronen uit hun vorige leven. Een wisselend programma en activiteiten in wisselend samengestelde subgroepjes voorkomen het ontwikkelen van nieuwe ongewenste gedragingen of het innemen van machtsposities. In deze fase ligt de leiding van het programma nadrukkelijk bij de groepsopvoeder. Deze fase in de eerste periode wordt – na de eerste desoriëntatiefase – de leidercentered fase genoemd. De taak van de groepsopvoeder in deze fase is het activeren en enthousiasmeren van de jongens, en het bieden van veiligheid en structuur. Hierbij spreekt hij de groep – om het proces van groepsvorming te bevorderen – vanaf het begin als groep aan.

In de tweede periode wordt zo spoedig als mogelijk is een overgang gemaakt naar de volgende fase, de groepscentered fase. Men werkt toe naar een onderlinge saamhorigheid die de basis is voor het maken van positieve keuzes, in plaats van negatieve normen die de eerdere groepservaringen van deze jongens kenmerkten.

In de derde periode – waarin de groepscentered fase wordt uitgebouwd – ligt de leiding van het programma nog steeds in handen van de groepsopvoeders, maar de groep krijgt meer ruimte om over de invulling van activiteiten te onderhandelen. Individuele leden krijgen de verantwoordelijkheid voor de invulling van delen van het programma, en leren zo ondermeer verantwoordelijkheid te nemen voor het resultaat van de totale groep en zich in te leven in de ander. In deze fase ontstaat een groeiende solidariteit tussen de onder-

linge groepsleden, mede vanuit het besef dat individuele prestaties onderge-
schikt zijn aan de groepsprestatie. In deze fase kan ruimte ontstaan voor
meer individuele (psycho)therapie als uitbreiding en ondersteuning van de
behandeling.

In de laatste periode ligt de nadruk op het stimuleren van de individuele taak-
behoefte van de jongeren, en wordt de jongere voorbereid op terugkeer naar
de maatschappij. Als de groep zover is, spreekt men van de individualisatie-
fase. Er is ruimte voor opleiding buiten het terrein van de instelling en stages
bij externe bedrijven.

In de laatste twee periodes kunnen de jongens tevens deelnemen aan verschillende vaardigheidstrainingen die hen moeten helpen bij het ingroeien in
de maatschappij.

Taken en valkuilen voor de sociogroepsleider

De begeleiding van de sociogroep vraagt veel van de sociogroepsleider.
Omdat het gaat om een geconstrueerde en niet om een spontaan samengestelde groep kinderen, bovendien behept met ernstige problematiek, mag
niet verwacht worden dat zij gemakkelijk tot spontane activiteiten zal komen.
Het is de taak van de sociogroepsleider de groep tot activiteiten uit te lokken
en te enthousiasmeren, zodat de eerste structuren van de groepshiërarchie
zich kunnen gaan vormen.

Daarnaast is het de verantwoordelijkheid van de sociogroepsleider de activiteiten en de groep(sleden) te ondersteunen en te begeleiden.

Hij dient hierbij waakzaam te zijn voor twee valkuilen. De eerste valkuil is dat
de bemoeienis met de groep dermate groot of indringend wordt, dat de
sociogroepsleider zelf deel uit gaat maken van de groep. Hierdoor wordt de
hiërarchie van de sociogroep doorbroken, en dreigt de structuur die de groep
bijeenhoudt te verdwijnen.

De tweede valkuil is dat bij de ondersteuning van de groep het gevaar om de
hoek ligt, dat door de sociogroepsleider binnen de groep leden geïndividuali-
seerd gaan worden. De positie van deze individuele leden kan daardoor
ondermijnd worden, of zij lopen de kans in conflict te komen met de groep.
De bemoeienis van de sociogroepsleider zal altijd afgestemd moeten worden
op de principes die van toepassing zijn op het ontstaan en in stand blijven
van de sociogroep, namelijk het zich tot elkaar wenden van een groep kinderen voor het gezamenlijk ondernemen van activiteiten.

Tot zover een beschrijving van het methodisch handelen volgens de strategieën van De Lange. Laten we eens kijken hoe de behandeling volgens deze
strategieën er voor Ivanko uit zou kunnen zien:

*Met moeder wordt het ontstaan van de problemen en de behandelmogelijk-
heden daarvan besproken. Er wordt uitgelegd wat er van haar verwacht zal
worden als zij met Ivanko terug wil gaan naar het lichamelijk aansluiting vinden. Zowel de draagkracht van moeder, als de inschatting van het verzet van*

Ivanko doen moeder besluiten niet te kiezen voor de inhaalstrategie.

Voor een invulling van de tweede behandelmogelijkheid – de sociogroeps-strategie – wordt Ivanko aangemeld bij een instelling die volgens deze methodiek behandelt.

Ivanko wordt aangemeld, en na een aantal maanden start de behandeling. Samen met twaalf andere jongens wordt Ivanko op een ochtend in de instelling ontvangen. Ze moeten allen hun persoonlijke spullen inleveren, tot en met de kleding die ze dragen. Vervolgens krijgen ze allemaal dezelfde kleding, en worden ze voorgesteld aan de groepsopvoeders met wie ze de komende tijd te maken zullen krijgen. Met elkaar lopen jongens en groepsop-voeders naar een paviljoen. Tot grote verbazing van de jongens ziet het eruit alsof het nog maar net leeggeruimd is, maar niet schoongemaakt. De groep wordt aangezet tot het leefbaar maken van de woonruimte.

De eerste dagen zijn erg zwaar. Een druk programma van sporten, het opknappen van het paviljoen en geen vrije tijd, maken dat Ivanko haast ver-geet hoe het thuis was. Tijd voor piekeren is er echter niet; net als je even zit komt er weer een groepsopvoeder binnen met een volgend programmapunt. 's Avonds valt Ivanko uitgeput in slaap.

In de weken die daarop volgen is Ivanko een aantal maal in conflict gekomen. Hij wilde zijn bed nog niet uit, had geen zin in sport of had meer worst op zijn brood genomen dan afgesproken. Tot zijn verbazing vallen de andere jon-gens harder over hem heen dan de groepsleiding. Geen wonder, want dankzij zijn gedrag worden – net als in het begin – de broodmaaltijden weer door de groepsopvoeders klaargemaakt en uitgedeeld, met de toelichting dat 'een groep die zijn eten nog niet eerlijk kan delen, geholpen moet worden door de groepsopvoeder'.

Ivanko realiseert zich dat het hier anders toegaat, maar nog niet helemaal 'hoe anders...'.

3.4 Het competentiemodel

Een behandelmethodiek die je als werker in diverse instellingen tegen kunt komen – en waar we op deze plaats aandacht aan zullen besteden – is het competentiemodel, ook wel taakvaardigheidsmodel genoemd (o.a. Slot en Spanjaard, 2002).

Behandeling van hechtingsproblemen volgens het competentiemodel is geenszins gebaseerd op een hechtingstheoretisch concept, maar op de aan-name dat wij in onze ontwikkeling verschillende fases doorlopen, waarin wij geconfronteerd worden met taken die succesvol afgerond moeten worden. Het succesvol afronden van de taak uit de ene fase zal ons vervolgens helpen de taak uit een volgende fase aan te gaan en uit te voeren, en leidt tot per-soonlijke groei en ontwikkeling. Voorbeelden van deze ontwikkelingstaken zijn het tot stand brengen van een hechtingsrelatie, het constructief omgaan met leeftijdsgenoten en het ontwikkelen van emotionele zelfstandigheid.

Van competentie wordt in dit verband gesproken als iemand over voldoende vaardigheden beschikt om de taken die hij in het dagelijks leven tegenkomt, tot een goed einde te brengen.

In een model dat Slot en Spanjaard (1996) in een artikel over gezinsgerichte hulpverlening presenteerden, wordt de balans tussen de taken en vaardigheden beïnvloedt door een viertal factoren:

1 Onder 'taken en vaardigheden' worden de individuele kwaliteiten verstaan waar de persoon over beschikt om zich aan te passen aan risico's en tegenslagen, zoals humor en een positief zelfbeeld.

2 Protectieve factoren zijn die factoren in de omgeving van de persoon die beschermend zijn in geval van tegenslagen, zoals goed contact met een van de ouders.

3 Met pathologie wordt gedrag bedoeld dat gepaard gaat met leed (angst, verdriet), minder goed functioneren, of dat een risico vormt op het in aanraking komen met lijden, de dood of verlies van vrijheid. Voorbeelden hiervan zijn diverse psychiatrische ziektebeelden.

4 Stressoren zijn stressvolle gebeurtenissen die een negatieve invloed hebben op het functioneren van de persoon, zoals het overlijden van een geliefde of het meemaken van een traumatische gebeurtenis, zoals een overval of natuurramp.

In dit model worden niet alleen de ontwikkelingstaken van het kind, maar ook die van de ouders/opvoeders meegenomen. De auteurs nemen het standpunt in dat het opvoeden van het kind slechts een van de taken is waar ouders in de fase van het (jonge) gezin mee geconfronteerd worden. Andere taken die zij noemen zijn ondermeer het ontwikkelen van de relatie met de partner, het kiezen en realiseren van een loopbaanperspectief en het nemen van verantwoordelijkheid voor de financiën en het huishouden.

Omdat Slot en Spanjaard er in hun model voor kiezen om de ontwikkelingstaken te benaderen vanuit een beschrijving van concrete doelen en gedragingen, sluit ook de behandeling van de problematiek daarop aan. De interventies die vanuit het competentiemodel geplaatst worden richten zich op de vier elementen uit hun eerder geschetste model:

– *Veerkracht*: gekeken kan worden naar de vaardigheden waar zowel de ouder als het kind over beschikt; mogelijk kan een training hen helpen deze vaardigheden aan te leren of te vergroten. Een andere mogelijkheid is dat nagegaan wordt of de betreffende ontwikkelingstaak wel binnen het vermogen van de ouder of het kind ligt. Zou de taak niet verlicht moeten worden, of door een ander overgenomen?

Van Ivanko wordt verwacht dat hij zich aan de normale schooltijden houdt. Helaas blijkt dagelijks dat hij dit niet kan waarmaken. In overleg met moeder, de school en de leerplichtambtenaar wordt afgesproken dat voor Ivanko een apart schoolprogramma wordt opgezet. In het programma zal Ivanko in het begin slechts twee keer één uur in de klas aanwezig hoeven zijn. Voor de overige uren wordt in samenspraak met Ivanko binnen de school een invulling gezocht naar alternatieve activiteiten. Tijdens de uren dat Ivanko in de klas aanwezig is, zullen ook geen eisen ten aanzien van schoolse prestaties worden gesteld; het eerste doel is dat Ivanko zonder te storen in de les aanwezig is. Tevens wordt contact opgenomen met het Boddaertcentrum (dagbehandeling), en wordt Ivanko aangemeld om moeder enigszins te ontlasten in de zorg voor de opvoeding van haar zoon.

– *Protectieve factoren*: na analyse van de gezinssituatie waarin de protectieve factoren naar boven zijn gekomen, kunnen ouder en kind gestimuleerd worden gebruik te maken van deze factoren.

Met moeder wordt de mogelijkheid besproken Ivanko één weekend in de maand, samen met zijn zus Nadya, naar de vader van Nadya te laten gaan. Deze man heeft eerder al aangegeven hier geen bezwaar tegen te hebben, en ook Ivanko lijkt dit als een prettig en veilig contact te beschouwen.
Op school worden de vaardigheden van Ivanko op de computer aangegrepen om zijn programma buiten de klas in te vullen. Hem wordt gevraagd in die tijd een ontwerp voor de website van de school te maken.

– *Pathologie*: de interventiemogelijkheden op de pathologische kanten binnen het gezin bestrijken een breed terrein. Feitelijk gaat het om alle interventies die op enigerlei wijze effectief zijn, en zijn gericht op concreet probleemgedrag.

Omdat de moeder van Ivanko inmiddels langdurig gebukt gaat onder de grote druk van de problematische opvoedingssituatie, heeft zij last gekregen van depressiviteit wat ten koste gaat van haar vitaliteit. Overdag heeft ze de neiging lang in bed te blijven liggen en het huishouden en de verzorging van de kinderen te laten versloffen. Moeder krijgt medicatie waardoor haar energiepijl stijgt.

– *Stressoren*: ook ten aanzien van de stressoren zijn legio interventiemogelijkheden. De interventies kunnen erop gericht zijn de gevolgen van de stressvolle gebeurtenissen te verzachten of deze te verwerken.

Om de trauma's uit moeders eigen verleden een plek te kunnen geven wordt maatschappelijk werk ingeschakeld. Deze tweewekelijkse gesprekken dragen bij aan hernieuwde energie om haar taken als moeder weer op te pakken.
Ook voor Ivanko wordt therapie overwogen voor de verwerking van de ervaringen die hij als jongen heeft gehad, en waarbij hij de gewelddadige conflicten tussen zijn ouders mee heeft moeten maken. Omdat hij momenteel echter nog in een onrustige periode verkeert, en ook moeder niet in staat is eventu-

ele gevolgen van de therapie bij Ivanko op te kunnen vangen, wordt besloten
dit vooralsnog uit te stellen.

3.5 Het orthopedagogisch methodiekmodel

Tot slot van dit hoofdstuk gaan we in op de wijze waarop met behulp van het
orthopedagogisch methodiekmodel van Bruininks (2000) de behandeling van
jeugdigen met hechtingsproblemen geconcretiseerd kan worden. Het methodiekmodel dat in diverse – tot nog toe met name residentiële instellingen –
gehanteerd wordt, is gebaseerd op de orthopedagogische theorie van Kok
(1989) en kent een tweeledig doel. Enerzijds wordt het model gebruikt om
groepsopvoeders bewust te maken van de wijze waarop zij hun (ortho)peda-
gogisch handelen in de dagelijkse praktijk vormgeven, en heeft daarmee een
beschrijvend karakter. Anderzijds is er de toepassing om de behandeling vanuit een van tevoren geformuleerde visie op een specifieke problematiek en/of
doelgroep te ontwikkelen.
De kern van het model wordt gevormd door de basisaanpak; datgene wat in
de (leef)groep gebeurt. Gebaseerd op de orthopedagogische theorie van Kok
is de basisaanpak onderverdeeld in drie hoofdgroepen. Deze zijn 'Klimaat
creëren', 'Relatie presenteren', en 'Situatie hanteren', en vormen tezamen de
mogelijkheden die de opvoeder ter beschikking staan om inhoud te geven
aan de behandeling/begeleiding. Aan de hand van achttien begrippen, zoals
ritme, ruimte, eetsituaties, werk-/taaksituaties, jezelf blijven en het stellen
van grenzen, wordt het handelen in de groep concreet.
Datgene wat buiten de (leef)groep aan ondersteunende behandeling aanwezig is (zoals creatieve therapie, ouderbegeleiding, school en dagbesteding)
valt in het methodiekmodel onder de ondersteunende aanpak.
Zowel de basisaanpak als de ondersteunende aanpak krijgen hun richting en
inhoud door de overall-visie, "...die uitspraken doet over de vraag hoe gekeken wordt naar de hulpverlening van een doelgroep en die daarmee tegelij-
kertijd een uitspraak doet over de aanpak die de doelgroep daarom nodig
heeft." (Bruininks, 2000, p. 29).

De specifieke behandeling van – in dit geval – jeugdigen met hechtingsproblematiek krijgt vorm door allereerst de overall-visie te formuleren. Daarbij
komen vragen aan de orde zoals 'wat is het specifieke gedrag van deze jeugdigen?', 'wat zijn hun specifieke behoeftes?', en 'vanuit welke theorie kijken
we naar de problematiek van deze jeugdigen?' Is de overall-visie geformu-
leerd, dan wordt vanuit deze visie de invulling van de achttien begrippen verder geconcretiseerd in de vorm van een visie op het begrip, en een aanpak.

*In de leefgroep 'Uiterwaarden' worden jongens van twaalf tot zestien jaar
behandeld, waarvan bekend is dat (een deel van) de problematiek het gevolg
is van hechtingsproblemen op zeer jonge leeftijd. Men is aan de slag gegaan*

I BASISAANPAK		
KLIMAAT	**SITUATIE**	**RELATIE**
□ ruimte □ basisregels □ ritme □ materiaal	□ vrijetijdssituaties □ bijzondere situaties □ spelsituaties □ eetsituaties □ werk/taaksituaties □ gesprekssituaties □ lichamelijk-contact- situaties	pedagogische houding □ jezelf blijven □ accepteren van het kind/ jongere achter het gedrag □ vriendelijk-zakelijk en persoonlijk □ zorg pedagogisch handelen □ het stellen van grenzen □ helderheid in handelen □ het volgen en bevestigen van initiatieven

↑ ↑

II ONDERSTEUNENDE AANPAK
oudertraining ouderbegeleiding videohometraining videointeractiebegeleiding huiswerkbegeleiding medicatie creatieve therapie psychomotore therapie sociale vaardigheidstraining gastvrouw enzovoorts

Orthopedagogisch Methodiekmodel © A.C. Bruininks (2000)

met het beschrijven van de behandelmethodiek. Als eerste is men begonnen met de overall-visie. Een aantal passages van de overall-visie volgt hieronder: *"De jongens van 'Uiterwaarden' zijn in de leeftijd van twaalf tot zestien jaar. Ze zijn normaal begaafd, wat op de intelligentietest een score van minimaal 85 punten is. De sociaal-emotionele ontwikkeling van deze jongens kent een aantal ernstige tekorten, wat zich met name laat zien in gedragsproblemen. In hun gedrag blijkt een voortdurende strijd met de omgeving, zoals verzet tegen regels van buitenaf en het niet aan willen/kunnen gaan van een relatie met de opvoeder. Bovendien is in het gedrag van de jongens een grote mate van onzekerheid en een gebrek aan zelfvertrouwen te herkennen."*
"Vanuit hun onzekerheid vragen de jongens van 'Uiterwaarden' duidelijk-heid en voorspelbaarheid in de dagelijkse bezigheden. Het gebrek aan zelf-vertrouwen maakt dat ze grote behoefte hebben aan succeservaringen. Dui-delijke begrenzing kan hen helpen te voorkomen dat nieuwe relaties kapot lopen op grensoverschrijdend probleemgedrag."
Nadat de overall-visie door alle betrokken behandelaars onderschreven is, is men aan de invulling van de achttien begrippen begonnen. Te beginnen bij het

formuleren van de visie per begrip, opnieuw een aantal fragmenten:
Uit de visie op het begrip 'Ritme' (onderdeel van 'Klimaat'): "Om tegemoet te
kunnen komen aan de behoefte duidelijkheid en voorspelbaarheid bij de jon-
gens van 'Uiterwaarden', hebben wij een dagritme met een groot aantal
vaste, dagelijkse momenten. Er is een dagritme voor door de week, en een
dagritme voor in het weekend. Ook in de vakanties geldt een aangepast, maar
vast dagritme ..." (Aansluitend worden ondermeer de ritmes beschreven.)

Ivanko merkt al snel dat het op 'Uiterwaarden' anders gaat dan thuis. Bij bin-
nenkomst heeft hij uitleg gekregen van een van de groepsopvoeders over
hoe het er in de leefgroep aan toe gaat, en wat er van hem verwacht wordt. Er
zijn tamelijk veel afspraken, zoals die van het 'dagprogramma'. Elke doorde-
weekse dag wordt er op dezelfde tijd ontbeten, geluncht en warm gegeten.
Tussendoor is er een verplicht rustuur, en is er drie keer per week 's avonds
een groepsactiviteit. In het begin vindt Ivanko deze vaste tijden erg lastig,
maar hij merkt gaandeweg wel dat er minder tijd is waarin hij zich verveelt.
Bovendien is het wel prettig dat je je geen zorgen hoeft te maken of je wel
warm eten krijgt die avond...

Uit de visie op het begrip 'Werk/taaksituaties' (onderdeel van 'Situatie han-
teren'): "De jongens van 'Uiterwaarden' hebben over het algemeen een
negatief zelfbeeld en weinig zelfvertrouwen. Om ze te laten ervaren dat ook
zij kwaliteiten hebben en activiteiten tot een goed einde kunnen brengen,
worden de taken en de werkjes die zij moeten volbrengen ingedeeld in kleine
en haalbare stappen, waarbij de kans op het succesvol afronden van zo'n
stap groot is. Iedere succesvol afgeronde taak draagt bij aan het vertrouwen
ook een volgende stap met een positief resultaat te kunnen volbrengen."

Eens per week moet Ivanko helpen met koken. Hij zag daar in het begin erg
tegenop. Theezetten en een ei bakken ging nog wel, maar een hele maaltijd...
Als het mis zou gaan stond hij natuurlijk flink voor paal! Het blijkt echter mee
te vallen. Gehakt kneden en ballen draaien is niet lastig, en deze bakken ging
ook goed. Hij kreeg zelfs complimenten. Nu, een aantal weken later, is hij
zover dat hij zelf een dessert uit heeft mogen kiezen en mogen maken.
Ivanko krijgt er zelfs plezier in, en heeft zijn moeder beloofd bij het volgende
weekendverlof een maaltijd klaar te maken.

Hiermee zijn we aan het einde gekomen van het hoofdstuk over het methodisch werken, waarin zowel theoretische visies als praktische werkmodellen
een plaats hebben gekregen.
Aansluitend wordt besproken over welke specifieke vaardigheden de SPH'er
moet beschikken om in de behandeling van jeugdigen met hechtingsproblemen te kunnen functioneren, en op welke wijze deze vaardigheden ontwikkeld kunnen worden.

4 Opleiding en professionalisering

4.1 Specifieke aandachtspunten binnen de opleiding van de sociaal-pedagogisch hulpverlener

Tot nu toe is in dit boek besproken waar het begrip hechting vandaan komt, wat een hechtingsprobleem is en hoe dit eruit kan zien, en op welke methodische wijze hechtingsproblemen behandeld kunnen worden. In dit hoofdstuk wordt ingegaan op de individuele vaardigheden waar de sociaal-pedagogisch hulpverlener (SPH'er) over moet beschikken als deze met jeugdigen met een hechtingsprobleem gaat werken.

Allereerst wordt de *zelfhantering* van de SPH'er besproken; de persoon die zichzelf als instrument in kan zetten, die nodig is om het gedrag van deze jeugdigen te kunnen 'verstaan' en daar op een professionele wijze mee om KAN gaan. Vervolgens besteden we aandacht aan de meer algemene *beroepsvaardigheden* die de SPH'er als methodische instrumenten ter beschikking staan om dit naar de cliënt te vertalen en vorm te geven.

Hoewel de indeling in persoonlijke zelfhantering en beroepsvaardigheden een strikte scheiding tussen beide suggereert, is er altijd weer een grijs gebied waarin deze elkaar overlappen. Gesprekstechnieken zonder invoelend vermogen hebben weinig waarde, evenals het persoonlijke vermogen tot samenwerking, zonder de vaardigheid dit in duidelijke afspraken te vertalen. Een indeling is maar een indeling, met geen ander doel dan een poging overzichtelijkheid te creëren. Met onderstaande opsomming is getracht die te geven.

4.1.1 Functionele zelfhantering: veiligheid en vertrouwen creëren

In alle gedrag van de jeugdige met hechtingsproblemen is op de achtergrond de angst en de onveiligheid te herkennen. Of het nu is in de vorm van agressief gedrag dat de angst moet afweren of het vluchten in drank of drugs om haar te ontwijken, het verdraaien van de waarheid om de confrontatie met die waarheid niet aan te hoeven gaan, of de afweer van contact omdat verlies van het contact weer zoveel pijn doet; in alles is de wereld te herkennen die door deze jeugdigen als onveilig wordt ervaren. In de persoon van de SPH'er moet dan ook 'het bieden van veiligheid' centraal staan.

De angst en onveiligheid vormen bij deze jeugdigen de achtergrond voor het tweede belangrijke aspect in hun ontwikkeling, namelijk het ontbreken van vertrouwen in zichzelf en de ander. Naast 'bieden van veiligheid' is 'het creëren van vertrouwen' het tweede kernpunt in de behandeling.

De wijze waarop de beroepsopvoeder gestalte kan geven aan zijn opvoedend handelen is door Kok (1989) in een drietal aspecten onderverdeeld: de relatie, het klimaat en het hanteren van de situatie. Deze indeling zal hier ook gehanteerd worden om de kernpunten 'bieden van veiligheid' en 'creëren van vertrouwen' verder te concretiseren.

Veiligheid en vertrouwen in de opvoedersrelatie

De SPH'er zal in de relatie met de jeugdige de eigen grenzen moeten kennen en deze ook stellen. De begrenzing is er omdat de SPH'er een rolmodel is voor het soms onbegrensde gedrag van de jeugdige.

De begrenzing is bovendien nodig om veilig te kunnen zijn voor de jeugdige die op zoek kan gaan naar nabijheid, maar deze – als die eenmaal daar is – niet aankan en de relatie uit zelfbehoud kapot zal maken. De begrenzing is er ook voor de SPH'er, ter voorkoming van eigen frustratie als het overdadig investeren in de jeugdige botst op de functionele relatie waar de jeugdige op dat moment nog toe beperkt is. Onbegrensdheid is onveiligheid.

VOORBEELD   Nicoline (19 jaar) is een nieuwe stagiaire. De jongens en meisjes van de groep kijken bij haar de kat uit de boom. Dit doen ze onder andere door haar allerlei vragen te stellen. Ze zagen door over waar ze woont en of ze een vriendje heeft. Dit gaat zover dat ze vragen of haar vriendje bij haar blijft slapen, en of ze 'het dan ook doen'. Nicoline gaat een heel eind mee in de vragen van de kinderen. De kinderen worden hier erg lacherig van, en er ontstaat een rellerige sfeer. Later vertelt ze aan de begeleiding dat ze dit enerzijds erg gênant heeft gevonden, maar ook 'open' wilde zijn voor de kinderen. Met haar stagebegeleidster komt ze tot de conclusie dat ze niet duidelijk haar grenzen heeft aangegeven, waardoor niet alleen zij, maar ook de kinderen zich onprettig (onveilig) zijn gaan voelen.

De SPH'er is echt en betrouwbaar in de relatie. Deze jeugdigen zijn zo beschadigd – en daardoor zo voorzichtig in hun relaties – dat ze de kwetsbaarheid bij de ander meteen herkennen. Niet 'echt' zijn in de relatie, zoals gemaakte hartelijkheid, belangstelling of zekerheid, wordt direct doorzien en is voor de jeugdige een teken van de onbetrouwbaarheid van de ander. Onbetrouwbaar is onvoorspelbaar, en onvoorspelbaar is onveilig.

VOORBEELD   Marijn, groepsleider bij een werk-ervaringsproject, is ter gelegenheid van het afronden van een opdracht met drie jongeren naar het zwembad. Een van de jongens is een echte waterrat. Hij duikt met gemak van de hoogste verdieping van de duiktoren. Even later daagt hij Marijn en de andere twee jongens uit het-zelfde te doen. De jongens kijken naar Marijn, die eigenlijk niet durft. Deze houdt zich groot, zegt dat hij wel durft, maar fin-geert een opspelende oorontsteking om niet te hoeven duiken. Een van de andere jongens durft ook niet, en heeft zo zijn ver-moedens over de grootspraak van Marijn. Desondanks duikt ook hij van de toren, maar komt lelijk terecht. Marijn snapt ver-volgens niet waarom deze jongen de rest van de dag zijn onvrede op hém botviert. Later zal Marijn er in de supervisie achter komen dat hij door niet eerlijk te zijn over zijn angst, deze jongen de kans heeft ontnomen ook eerlijk uit te komen voor het feit dat hij niet durfde te duiken. Deze jongen neemt hem dit kwalijk.

Een relatie die langer standhoudt en langzamerhand (meer) inhoud krijgt dan de jeugdige gewend is, doet bij hem het vertrouwen toenemen dat hij de moeite waard is, en zelf in staat is dit soort relaties aan te gaan en te hanteren.

Veiligheid en vertrouwen binnen het pedagogisch klimaat
De jeugdige met hechtingsproblemen heeft sterke behoefte aan veiligheid in de vorm van voorspelbaarheid. De SPH'er kan dit bieden in de vorm van een voorspelbaar pedagogisch klimaat. Zo zijn er vaste momenten waarop activi-teiten zoals eten, douchen en naar bed gaan plaatsvinden, en is er duidelijk-heid over de plek waar de verschillende activiteiten plaatsvinden in de vorm van een vaste plek aan tafel en de speciale speelhoek voor lego of knutselen. De SPH'er is tevens in staat de voorspelbaarheid van het klimaat op een manier aan te bieden die de jeugdige daar inzicht in geeft, zoals in de vorm van een activiteitenkalender of afprakenlijst.

VOORBEELD Ramon is tweeëntwintig jaar, en werkt sinds een paar maanden bij de afdeling groenvoorziening in een project voor werktoeleiding. Ramon is hier terechtgekomen nadat hij bij een aantal andere afdelingen wegens agressief gedrag ontslagen is. Duidelijk is dat Ramon moeite heeft met het omgaan met bepaalde mensen. Twee dagen per week zit Ramon in de buitendienst, de overige dagen werkt hij in de kas. Als hij in de kas werkt zijn er geen pro-blemen, in de buitendienst werken echter twee anderen met wie hij moeilijk overweg kan. Ramon heeft inmiddels geleerd hier mee om te gaan, als hij zich daar van tevoren op in kan stellen. Om hem hierbij te helpen is de onvoorspelbaarheid van de kas- en buitendiensten eruit gehaald, waarvoor in de plaats is vastge-legd dat Ramon op vaste dagen in de kas en in de buitendienst werkt. Het aantal conflicten is sindsdien duidelijk afgenomen.

De SPH'er is zich bewust van het onvermogen tot ander gedrag dat achter het probleemgedrag van de jeugdige schuilgaat. Als dit onvermogen herkend wordt, is de reactie van de SPH'er afgestemd op dat onvermogen, en niet (alleen) op het probleemgedrag. Het antwoord zal in termen van behandeling gegeven kunnen worden in plaats van in termen van beheersing. De jeugdige zal zich herkend, en daarmee erkend voelen in zijn onvermogen, in plaats van veroordeeld op zijn gedrag.

De SPH'er die het onvermogen in de jeugdige herkent, heeft meer ruimte voor de goede en leuke kanten van de jeugdige, en kan hem daarin positief benaderen en versterken.

VOORBEELD   Bij de groepsleiding is een aantal boze telefoontjes binnengekomen van familie en kennissen uit het netwerk van een van de jongeren. Het wordt deze jongen kwalijk genomen dat hij niet op de brieven en kaartjes van de familie reageert, en ook vergeet op verjaardagen te bellen of een kaartje te sturen. Omdat de groepsleiding inziet dat het van deze jongen teveel gevraagd is hier zelf alert op te zijn, wordt afgesproken dat de contactpersoon van deze jongen een verjaardagskalender bijhoudt en op tijd – samen met deze jongen – de kaartjes voor de verjaardagen stuurt. Ook wordt er een soort 'postboek' bijgehouden, waarin de jongen in kwestie geholpen wordt deze contacten aan te houden.

De SPH'er zal moeten kunnen omgaan met de fysieke en seksuele kenmerken van de problematiek van deze jeugdigen.

Zoals eerder al beschreven werd, kunnen de hechtingsproblemen leiden tot een verstoord lichaamsbesef en een verstoorde beleving van seksualiteit en intimiteit. De SPH'er is in staat hier op een adequate wijze mee om te gaan, omdat hij ook hierin een model is voor de jeugdige. Angstige of ontwijkende reacties op dit onderwerp vanuit de SPH'er kunnen juist meer verwarring en onveiligheid oproepen.

Bij deze jeugdigen kunnen de problemen zich ook op een somatische wijze uiten. De SPH'er herkent in deze somatische aandoeningen het signaal van mogelijke oplevende spanningen, en zal zijn reactie daarop afstemmen. De jeugdige ervaart daarin niet alleen de zorg om zijn gezondheid, maar ook de volwassene die zijn zorgen herkent.

VOORBEELD   De PPG'er (praktisch pedagogisch hulpverlener) die bij Menno (3,5 jaar) thuiskomt heeft in de observatieperiode onder andere gezien dat Menno zich op ongecontroleerde wijze voortbeweegt, en niet lijkt te weten 'hoever zijn armen en benen de hele dag uitzwaaien'. Ook weet Menno veel van zijn lichaamsdelen niet te benoemen. Met moeder wordt afgesproken te beginnen met het (speels) benoemen van de ledematen en lichaamsdelen van Menno bij het douchen en aan- en uitkleden. Ook worden de spelletjes waarbij het benoemen van lichaamsdelen aan de orde is (zoals 'hoofd-schouders-knie-en-teen') met moeder geoefend.

De SPH'er staat binnen het pedagogisch klimaat model voor gedrag dat een alternatief is voor het probleemgedrag van de jeugdige. Door zelf het voorbeeldgedrag te vertonen laat de SPH'er zien hoe 'mooie woorden' omgezet worden in gedrag. Een schreeuwende groepsopvoeder die vraagt om normaal te communiceren is net zo ongeloofwaardig als een groepsopvoeder die respect vraagt, maar het zelf niet geeft.

VOORBEELD   De begeleidster van Marjet, een kind dat geen zorg heeft voor de eigen spulletjes, heeft met haar een kistje gemaakt. In dit kistje bergen ze de spulletjes van Marjet op, zoals knutselwerkjes die ze maakt en die ene pop die ze van haar oma gekregen heeft. Marjet doet in de weken die daarop volgen nog een aantal dingen die ze niet kwijt wil raken of die niet kapot mogen gaan in de kist. Als ze ze wil zien of er mee wil spelen, vraagt ze ernaar aan de groepsopvoeders. Een aantal maanden nadat Marjet met het kistje begonnen is wil ze de pop af en toe een nachtje op haar kamer houden, de pop komt 'logeren'. Langzamerhand beginnen de spulletjes uit de kist een eigen plek op haar kamer te krijgen, en laat Marjet zorg zien voor deze dingen.

Een pedagogisch klimaat dat betrouwbaar en daardoor voorspelbaar is, geeft de jeugdige een veilige basis om de wereld verder te onderzoeken, geeft meer kans op succeservaringen en draagt bij aan het vertrouwen van de jeugdige in zichzelf en de ander.

Veiligheid en vertrouwen in het hanteren van de opvoedingssituatie
De SPH'er is sensitief en responsief, afgestemd op de behoefte en de mogelijkheden van de ander. De SPH'er kan een inschatting maken waar deze jeugdige op dat ene moment behoefte aan heeft en wat hij aankan, wanneer misschien net even doorgezet moet worden om de ander over de drempel te helpen of juist ingehouden moet worden om te voorkomen dat iets kapot gemaakt wordt. Als de jeugdige kan vertrouwen op de sensitiviteit en responsiviteit van de ander, geeft dat veiligheid.

VOORBEELD   Rick heeft telefonisch contact gehad met zijn moeder. Ze vertelde enthousiast dat ze 'een nieuwe papa voor Rick heeft'. Rick is niet zo enthousiast. Rick wil geen 'nieuwe papa', hij ziet liever zijn oude papa wat vaker, en die 'nieuwe papa' waar mama steeds mee aan komt zetten blijft meestal toch niet zo lang. Als SPH'er Johan binnenkomt weet hij van het telefoontje, omdat hij ook met moeder gesproken heeft. Hij ziet aan de houding van Rick dat het hem dwars zit, en hij kijkt hem vragend aan. Rick kijkt nors weer naar buiten. Johan vraagt niets, en zegt alleen: 'Ik ben even in de keuken, als je wilt, kom je me maar helpen.' Rick reageert niet, maar staat 20 minuten later met Johan het eten voor te bereiden.

De SPH'er kan situaties herkennen en creëren die kansen bieden op ontwikkeling. Door een probleemsituatie met een jeugdige op te pakken als een kans om iets te veranderen, in plaats van een gelegenheid om te straffen, laat de SPH'er zorg zien voor de ontwikkeling van de jeugdige. Tevens spreekt de SPH'er daarmee vertrouwen uit in de mogelijkheid tot veranderen van de jeugdige.

VOORBEELD   Behandelgroep 'De Meent' heeft als afspraak dat de groep kinderen als groep en onder begeleiding van de groepsleiding van en naar school loopt. Ben is de oudste jongen van die groep (12 jaar), en loopt iedere keer vooruit of volgens een andere weg. Nadat hij hier een aantal keren een sanctie voor heeft gehad, maakt de groepsleiding een nieuwe afspraak met Ben. Twee dagen per week mag hij alleen van en naar school lopen. Hij moet dan wel direct naar school gaan, en onderweg geen rare dingen uithalen. Dit wordt bijgehouden in een schrift. Als hij laat zien dat hij dit een aantal weken goed kan, zal dit uitgebreid worden naar alle dagen.

De SPH'er is in staat achter het probleemgedrag van de jeugdige zijn angst te herkennen. Als de angst herkend wordt, zal de reactie van de SPH'er gericht zijn op het bieden van veiligheid. Hierbij kan de SPH'er zelf omgaan met de angst van de jeugdige en de wijze waarop deze dit laat zien, zoals bijvoorbeeld in agressief gedrag of het weglopen. Reageert de SPH'er zelf met angst, dan zal de angst van de jeugdige versterkt worden omdat hij geen veiligheid, maar paniek geboden krijgt.

VOORBEELD   Op een crisisgroep wordt – na een conflict tussen twee jongens waar de groepsleiding tussenin is gesprongen – door een van de jongens een ruit ingegooid. Vervolgens rent de jongen naar buiten en weigert weer binnen te komen. Wel blijft hij in de buurt van de groep rondlopen en zorgt zo voor veel onrust. De groepsleider loopt naar buiten en praat op afstand tegen de jongen. Hij vermoedt dat de jongen bang is dat het incident gevolgen heeft voor zijn plaatsing in de groep, omdat er de volgende dag een gesprek met de plaatser gepland staat. De groepsleider benoemt deze angst, en weet hem gerust te stellen. Natuurlijk is het niet goed wat hij gedaan heeft, maar door binnen te komen en te helpen met opruimen kan hij laten zien dat het ook anders kan. De groepsleider gaat naar binnen, waarna even later de jongen rustig binnenkomt en helpt met opruimen.

De SPH'er die de opvoedingssituatie hanteert op een wijze die nieuwe ont-
wikkelingskansen biedt, creëert de gelegenheid voor succeservaringen die de
jeugdige hernieuwd zelfvertrouwen geven.

4.1.2 Algemene beroepsvaardigheden als methodische instrumenten

Behalve dat de SPH'er zijn persoon als instrument in de behandeling hanteert,
dient hij ook de beschikking te hebben over diverse beroepsvaardigheden die
als methodisch instrument ingezet kunnen worden. Deze vaardigheden zijn
algemeen geldend voor de SPH'er, maar krijgen bij de hulpverlening aan kinderen met hechtingsproblemen en hun opvoeders een specifieke inkleuring.

Zelfstandigheid en samenwerking
De SPH'er kan in samenwerking met collega's binnen het team en uit andere
instellingen tot afspraken komen waarbij het belang van de cliënt centraal
blijft staan. Daarnaast kan hij zelfstandig beslissingen nemen, werkzaamheden plannen en daarvoor verantwoordelijkheid dragen en afleggen. De wijze
waarop de SPH'er omgaat met afspraken, zich opstelt in de samenwerking en
verantwoordelijkheid neemt voor zijn werkzaamheden, draagt bij aan de
betrouwbaarheid van de hulpverlening voor de hulpvrager in het algemeen,
en de mens achter de hulpverlener in het bijzonder. De SPH'er is in deze ook
model voor betrouwbare relaties.

Omgang met ouders, betrokkenen, en andere groepen uit de samenleving
De SPH'er gaat op respectvolle wijze om met personen en groepen mensen
met andere waarden en normen en geloofsovertuigingen. Van hem zal ook
verwacht mogen worden dat hij zich in de achtergronden van deze verschillen
kan verdiepen. De SPH'er die met hechtingsproblematiek te maken krijgt, is
zich bewust van het feit dat deze andere waarden en normen soms tot schrij-
nende situaties hebben geleid. Situaties die tot gevoelens van verontwaardi-
ging en afkeuring kunnen leiden. De SPH'er kan de eigen gevoelens hierover
op een professionele wijze hanteren, wat overigens niet betekent dat daarmee alles geaccepteerd en/of goedgekeurd moet worden.
De SPH'er heeft hierin opnieuw de rol van model. Ditmaal voor de wijze
waarop mensen op een respectvolle manier met elkaar kunnen communiceren en om kunnen gaan.

Gespreksvoering
De SPH'er zal aan veel verschillende gesprekssituaties deelnemen. Gesprekken met ouders, collega's, jongeren. Gesprekken met goed en met slecht
nieuws, met als doel problemen te verhelderen of om een prettige sfeer te
bevorderen. In al deze gesprekken is de SPH'er in staat de juiste positie in te
nemen en de juiste toon te raken.
Waar een eventuele hechtingsproblematiek aan de orde is, is het voor de

SPH'er van belang de juiste nuance aan te brengen tussen afstand en nabijheid. Met een te grote afstand bereikt men de ander niet, met te veel nabijheid kan de ander terugschrikken en zich voor het gesprek afsluiten.

In gesprek met kinderen en hun opvoeders is de SPH'er een voorbeeld voor
een andere wijze van communiceren; leren luisteren, bevestigen, belangstelling tonen en complimenteren zijn vaardigheden die binnen opvoedingssyste-
men met hechtingsproblematiek niet altijd ontwikkeld zijn, en waar alle par-
tijen van kunnen leren.

Observeren en rapporteren
De SPH'er kan een observatieopdracht formuleren, uitvoeren en deze observatie – gescheiden van de eigen interpretatie – in rapportage weergeven.
Bovendien voldoet een dergelijke rapportage aan de eisen met betrekking tot
zaken als spelling en stijl, heldere en zorgvuldige formulering en privacyge-
voelige informatie.

Ingeval van hechtingsproblemen zal de SPH'er op de hoogte moeten zijn van
de wijze waarop een problematische hechting zich gedragsmatig kan uiten,
en daarbij specifiek oog hebben voor de vaardigheden bij deze jeugdigen in
het maskeren van deze problematiek.

Vorm en inhoud geven aan de behandelsituatie
De SPH'er kan werkzaam zijn in verschillende instellingen en binnen verschillende functies. Verwacht mag worden dat hij ook in staat is op praktische
wijze de behandeling vorm te geven door bijvoorbeeld het hanteren van de
opvoedingssituatie in een leefgroep of het stimuleren van ouders binnen een
PPG-bezoek.

Van de SPH'er vraagt dit primair kennis van achtergronden van (de behandeling van) hechtingsproblemen, en de vaardigheid dit te vertalen naar praktisch handelen.

De SPH'er is in dit geval op de hoogte van het theoretisch model waar vanuit
de behandeling binnen de setting vorm wordt gegeven, en de afspraken over
de praktische toepassing daarvan binnen het behandelteam, om daar zijn
eigen handelen op af te stemmen.

Bovengenoemde persoonlijke kwaliteiten en beroepsvaardigheden kunnen
niet in een moduul van acht weken eigen gemaakt worden. Ze zijn het resultaat van opgedane ervaringen, supervisie en intervisie door ervaren begelei-
ders tijdens de opleiding en in het werk, met als absolute voorwaarde het
vermogen van de SPH'er om naar zijn eigen functioneren te kijken.

Binnen de opleiding en het werk is de verantwoordelijkheid voor deze vorm
van begeleiding een verantwoordelijkheid van zowel de opleiders en de werk-
gevers, als van de SPH'er zelf. De verantwoordelijkheid stopt bovendien niet
met de ervaring van een aantal jaar werken. De praktijk heeft uitgewezen dat
ook ervaren werkers stuk kunnen lopen.

4.2 Supervisie/intervisie, cursussen en trainingen

De deskundigheid en vaardigheden die van de SPH'er verlangd worden veranderen met de ontwikkeling van nieuwe inzichten en methodes van hulpverlening. Afhankelijk van die ontwikkelingen binnen het werkveld, de werkzaamheden en de SPH'er zelf, zal het nodig zijn dat de SPH'er zijn eigen ontwikkeling ondersteunt door middel van supervisie, intervisie en cursussen of trainingen.

4.2.1 Supervisie/intervisie

Twee vormen waarin expliciet het eigen functioneren van de SPH'er aan de orde komt, zijn supervisie en intervisie. Het grote verschil tussen deze twee is de verhouding tussen deelnemers aan de bijeenkomst en het daarmee samenhangende doel. In het geval van supervisie is er sprake van een supervisor die in deskundigheid 'boven' de supervisant(en) staat. De supervisie is vooral gericht op de ontwikkeling van het zelfstandig functioneren. Bij intervisie bevindt de deelnemer zich in een groep gelijken die door middel van onderlinge advisering een zelfgekozen weg van ontwikkeling door willen maken (Schagen & Verheij, 1994).
Supervisie en intervisie kunnen zowel gedurende de opleiding als binnen het werk op een georganiseerde wijze en in groepsverband worden aangeboden. Daarnaast bestaat echter ook de mogelijkheid om supervisie aan te vragen bij individuele supervisoren, en ontstaan er soms intervisiegroepjes van mensen die zich graag buiten de eigen werksituatie om in een andersoortige samenstelling willen ontwikkelen.

4.2.2 Cursussen en trainingen

Naast de mogelijkheid om binnen supervisie of intervisie een eigen ontwikkelingstraject te kiezen, bestaat er ook de ruime mogelijkheid deel te nemen aan een van de vele cursussen die zich richten op specifieke onderdelen van het werk. Een voorbeeld van dit soort cursussen is de training 'Mijn Levensboek' die gegeven wordt door 'WESP/STAP Trainingen'. De werker leert in deze cursus op welke manier kinderen aan de hand van het speciaal daarvoor ontwikkelde 'Levensboek', ondersteund kunnen worden bij het in kaart brengen van belangrijke eerste levenservaringen. Een ander voorbeeld is de cursus 'Hechting en VIB' vanuit het 'Centrum voor Pleegzorg' in Rotterdam waarbij getraind wordt in het gebruik van de VIB bij behandeling van kinderen met hechtingsproblemen. Ook hbo- en universitaire opleidingen hebben vaak een ruim aanbod van post-hbo-opleidingen waarin op specifieke beroepsvaardigheden gefocust wordt.

5   Voorzieningen

Er bestaat een grote hoeveelheid voorzieningen die zich – direct of indirect – bezighoudt met (de gevolgen van) hechtingsproblemen. Het ligt buiten het kader van dit boek om al deze voorzieningen bij name te noemen en een beschrijving te geven van hun activiteiten. We beperken ons daarom tot een algemene beschrijving en een indeling hiervan, en het noemen van enkele van deze voorzieningen.

Als eerste komen *die* voorzieningen aan de orde die gericht zijn op het geven van voorlichting en informatie, en het verzorgen van belangenbehartiging. Vervolgens laten we ons licht schijnen op voorzieningen voor preventie en behandeling, om tot slot kort in te gaan op de wijze waarop de toegang tot deze laatste voorzieningen geregeld is.

Bij de scheiding tussen voorlichting en belangenbehartiging enerzijds en behandeling anderzijds, dienen we ons overigens te realiseren dat deze scheiding een kunstmatige is, en dat sommige voorzieningen meerdere en elkaar overlappende diensten aanbieden.

5.1   Voorzieningen voor informatie, voorlichting en belangenbehartiging

Als opvoeders (biologische, adoptief-, of pleegouders) ervaren dat hun kind anders reageert, zich anders gedraagt dan zij zouden verwachten, willen ze dat graag delen met een ander. Er kan onzekerheid ontstaan of zelfs verdriet en frustratie, als ze niet in staat lijken te zijn een adequaat antwoord te bieden op het gedrag van hun kind. Op dat moment is er behoefte aan iemand die antwoord kan geven op vragen, aan ruimte om ervaringen uit te wisselen en te delen, en aan ondersteuning bij het zoeken naar een oplossing voor de gerezen problemen.

5.1.1   Voorlichting en advisering

Een eerste plaats waar opvoeders met hun vragen en behoefte om ondersteuning terechtkunnen is het consultatiebureau. De aan het bureau verbonden artsen en 'Ouder-Kind-Zorg-verpleegkundigen' verzorgen niet alleen zaken als het vaccinatieprogramma en de test voor oren en ogen, zij geven ook advies bij opvoedingsonzekerheid ten aanzien van de ontwikkeling van het jonge kind (o tot 4 jaar). Indien nodig zullen zij doorverwijzen naar bijvoorbeeld de opvoedingsondersteuning of specifieke oudercursussen (Babymassage, Kind-op-schoot), die vanuit de overkoepelende Kruisvereniging worden aangeboden en die het totstandkomen van de relatie tussen opvoeder en kind kunnen bevorderen.

5.1.2 Informatie en belangenbehartiging

Een aantal voorzieningen houdt zich expliciet bezig met het ondersteunen van ouders en verzorgers van kinderen met een hechtingsstoornis door middel van informeren en het behartigen van hun belangen. 'De Knoop' en 'De Cirkel' zijn twee voorbeelden van verenigingen die zich dit ten doel gesteld hebben.
Een organisatie die zich inzet voor de belangenbehartiging van adoptiefouders met een verstoorde gezinssituatie als gevolg van de adoptie is de 'LOGA' (Landelijke Organisatie Gezinsproblematiek Adoptie). Hoewel in de doelstelling in algemenere termen gesproken wordt van een verstoorde gezinssituatie, ligt de nadruk op problematisch gedrag als gevolg van vroege verwaarlozing vóór het moment van adoptie.
Het Oudernetwerk 'OverSchatten' heeft een vergelijkbare inzet, maar richt zich meer in het bijzonder op adoptief- en pleegouders van kinderen met hechtingsproblematiek en een verstandelijke handicap en/of ontwikkelingsachterstand, en werkt nauw samen met de Sociaal Pedagogische Diensten (SPD). 'De Knoop', 'De Cirkel', de 'LOGA' en 'OverSchatten' proberen hun doel te bereiken door onder meer het met elkaar in contact brengen en informeren van opvoeders, het behartigen van hun belangen, het organiseren van themabijeenkomsten, het stimuleren van onderzoek en het breder bekendheid geven van de problematiek bij politiek, de hulpverlening en de media.

5.1.3 Informeren en voorlichten als voorbereiding op een adoptie- of pleegkind

Een bijzondere vorm van informeren is die welke aanstaande opvoeders voorbereidt op de komst van een adoptie- of pleegkind. Het gaat daarbij om bijeenkomsten vanuit de 'Stichting Bureau Voorlichting Interlandelijke Adoptie' (Bureau VIA), en het pleegzorg educatietraject 'STAP' dat door de 'Voorzieningen Voor Pleegzorg' (VVP's) wordt verzorgd.
Bureau VIA geeft voorlichting aan mensen die een buitenlands kind willen adopteren. Het is een onafhankelijk bureau dat in opdracht werkt van het Ministerie van Justitie. Mensen die zich aanmelden voor buitenlandse adoptie volgen zes (verplichte) voorlichtingsbijeenkomsten waarin – naast praktische informatie – nadrukkelijk ook aandacht wordt besteed aan de hechtingsrelatie tussen ouder en kind.

De door de VVP's aangeboden training '7-STAP' is ontwikkeld onder verantwoordelijkheid van de stichting 'Op Kleine Schaal' (OKS). De verschillende
onderdelen uit het traject hebben als doel de kwaliteit van opvoeding, verzorging en hulpverlening na uithuisplaatsing te versterken en zijn zowel gericht
op ouders als op instellingen en medewerkers uit de Jeugdzorg. De training
vindt plaats tijdens de werving en voorbereiding van nieuwe pleegouders, en
beslaat zeven bijeenkomsten van drie uur. Thema's die daarbij aan de orde
komen zijn onder andere 'verlies verwerken', 'hechting van kinderen' en
'begrijpen wat loyaliteit is'.

5.2   Behandeling

De tweede groep voorzieningen die we hier zullen bespreken is die welke zich
bezighoudt met de behandeling van kinderen met hechtingsproblemen. We
zullen deze voorzieningen bekijken aan de hand van de indeling 'ambulant',
'dagbehandeling' (of ook wel 'semi-residentieel') en 'residentieel'. Ter illu-
stratie zal bij een enkele voorziening wat uitgebreider stilgestaan worden bij
de uitgangspunten of de aangeboden activiteit.

5.2.1   Ambulante hulpverlening

Ambulante hulpverlening wordt ingezet in die situaties waarin opname in een
vervangende leefsituatie (nog) niet is geïndiceerd (Ravelli 1999[3]). Deze werkvorm kenmerkt zich doordat zij plaatsvindt in de eigen woon- of werkomge-
ving van de cliënt (ouders/jeugdige). Dat kan betekenen dat de hulpverlener
in de thuissituatie werkt, zoals bijvoorbeeld in het geval van VIB of PPG (zie
ook hoofdstuk 3). Ook is het mogelijk dat de cliënt en de hulpverlener elkaar
ontmoeten in de gesprekskamer of trainingsruimte van de voorziening zelf.

5.2.2   Dagbehandeling of semi-residentiële hulpverlening

De semi-residentiële werkvorm ligt tussen de ambulante en de residentiële
werkvorm in. Door de ernst van de problematiek of de aard van de hulpverle-
ningsmethodiek is het niet mogelijk dat de cliënt de gehele dag in de eigen
woonsituatie verblijft, maar volledige vervanging van de leefsituatie is niet
nodig of wenselijk. De semi-residentiële werkvormen kunnen een uithuisplaatsing soms voorkomen, maar worden – net als de ambulante werkvormen
– ook nogal eens gebruikt om een overgang mogelijk te maken van residentieel naar thuisplaatsing.
De Haas (1999[3]) maakt een indeling in drie categorieën. In 'dagopvang/ver-
zorging' ligt het accent op begeleiding bij het ontwikkelen van vaardigheden.

3   Dit gegeven gaat op voor alle geadopteerden, maar is in deze beschrijving opgenomen omdat
    het voor de jeugdigen met een hechtingsprobleem een complicerende factor van belang vormt.

Bij 'dagbehandeling' is sprake van behandeling en therapie van een stagne-rende ontwikkeling, en bij 'nacht-/avond-/weekendopvang' wordt de cliënt tijdens een beperkt deel van de dag of in het weekend opgevangen vanwege een tijdelijke crisissituatie of om de thuissituatie tijdelijk van de zorg te ont-lasten.

Voorbeelden van instellingen voor dagbehandeling zijn de Medisch Kleuter Dagverblijven (MKD's), de Boddaertcentra en de kinder-/jeugdpsychiatrische dagbehandeling.

Het MKD is een instelling van waaruit hulpverlening wordt geboden aan jonge kinderen ($1\frac{1}{2}$ tot 7 jaar) en hun ouders. Bij deze kinderen is sprake van een (dreigende) stagnatie van de ontwikkeling die op verschillende gebieden kan liggen. Veelal is er sprake van een combinatie van problemen, zoals bij-voorbeeld gezinsproblematiek en een ontwikkelingsachterstand bij het kind. Ook kan specifieke medische zorg (bijv. bij epilepsie) aanleiding zijn voor aanmelding bij het MKD.

Een vorm van dagbehandeling die vanuit een aantal MKD's plaatsvindt, is de baby-dagbehandeling. Deze vorm van hulpverlening vindt plaats als het samenspel van communicatie en omgaan met elkaar tussen ouders en het zeer jonge kind vast is gelopen, of de dreiging daartoe aanwezig is. Bij de behandeling wordt uitgegaan van ondermeer de hechtingstheorie van Bowlby. Er wordt gekeken naar de sensitiviteit en responsiviteit van de ouder en het nabijheidvragende gedrag van het kind. De wijze waarop deze kinde-ren communiceren is soms dermate ingewikkeld of stelt zulke hoge eisen aan de sensitiviteit en responsiviteit van de ouders, dat het meekijken en mee-denken van meerdere disciplines nodig is om deze te kunnen herkennen en beantwoorden.

Doel van de babydagbehandeling is "de hechtingsrelatie tussen ouder en kind te herstellen of te verbeteren en de opvoederscompetentie te vergroten" (E. Vos-Thiels, 1994).

De ouders worden actief betrokken bij de verzorging en opvoeding van hun kind, waarbij de groepsleiding hen steunt en zo nodig de zorg overneemt. De groepsleiding staat op deze manier model voor opvoedings- en verzorgings-vaardigheden waarover de ouders niet beschikken, of daar nog onzeker over zijn. Een maatschappelijk werkende heeft met ouders gesprekken over ondermeer deze opvoederscompetentie en de rol en invloed van andere gezinsleden of leefomstandigheden in de thuissituatie. Ook kunnen ouders – onder begeleiding van bijvoorbeeld maatschappelijk werk, gezinstherapeut of orthopedagoog – ervaringen uitwisselen met andere ouders of praten over gemeenschappelijke thema's.

De Boddaertcentra danken hun naam aan Freule Boddaert, die ooit in Amster-dam een huis openstelde voor de opvang van kinderen die het thuis door allerlei omstandigheden zwaar te verduren hadden. Deze vorm van dagop-vang is later geprofessionaliseerd naar een centrum voor dagbehandeling.

Nog steeds vindt deze behandeling bij voorkeur plaats in een gewoon huis, en het liefst in een wijk waar de kinderen zelf vandaan komen.

In opzet komt het Boddaertcentrum overeen met wat hiervoor al geschreven werd over het MKD. De doelgroep is dezelfde, met twee verschillen: het gaat om jeugdigen vanaf zes tot circa achttien jaar, en een medische zorgvraag kan over het algemeen geen reden zijn voor plaatsing.

Ook hier is het doel van de behandeling de in zijn ontwikkeling bedreigde jeugdige een plek te bieden waar hij even rust heeft en om de ouders tijdelijk te ontlasten. Hierdoor ontstaat ruimte voor de tweede stap, namelijk die van het opnieuw op gang brengen en in een goede richting stimuleren van de ontwikkeling van de jeugdige, de vaardigheden en competenties van de ouders en de relaties binnen het gezin.

De ouders worden – evenals bij het MKD – begeleid door de maatschappelijk werkende of, zoals dat tegenwoordig ook genoemd wordt, de gezinswerker. Ook hier is vaak een breder aanbod binnen de begeleiding mogelijk.

Een laatste vorm van semi-residentiële hulpverlening die genoemd moet worden is de kinder-/jeugdpsychiatrische dagbehandeling. Zoals de term al aangeeft is een belangrijk verschil met de voorgaande vormen van dagbehandeling dat het hier gaat om jeugdigen waarbij de problematiek dermate ernstig is, dat zij geclassificeerd kan worden als een psychiatrische stoornis, of bij wie een dreigende ontwikkeling daartoe aanwezig is.

De mogelijkheden vanuit de kinder-/jeugdpsychiatrie zijn over het algemeen wat breder, onder meer door een breder aanbod van specifieke disciplines, zoals een kinder- en jeugdpsychiater en een ontwikkelingspsycholoog. Ook is het aanbod van individuele therapiemogelijkheden groter (psychotherapie, creatieve therapie).

Een tweede belangrijk verschil is dat het onderwijs voor deze jeugdigen meestal geïntegreerd is binnen de instelling, en daarmee deel uit kan maken van de behandeling.

5.2.3   Residentiële hulpverlening

Als het voor de jeugdige en/of de ouders niet meer mogelijk is dat behandeling thuis of vanuit de thuissituatie plaatsvindt, kan tot residentiële opname besloten worden. De jeugdige zal dan "...24 uur per dag, zeven dagen per week, wonen, leven en werken (leren) in een speciaal voor de cliënt gecreëerde situatie" (Repping, 1999[3]).

Om voor elke jeugdige de juiste plaats te kunnen bieden, afgestemd op de specifieke hulpvraag, bestaat er een grote hoeveelheid aan residentiële instellingen met eigen functies, methodieken en mogelijkheden. Deze functies kunnen op zichzelf staan, maar worden soms ook met elkaar gecombineerd. Zo bestaan er specifieke crisisopvanggroepen waarbij het bieden van een vervangende leefsituatie vooropstaat; observatiegroepen waarbij – naast de verzorging – observatie en onderzoek centraal staan; behandelgroepen waarbij de nadruk ligt op behandeling en terugkeer naar een meer genormaliseerde situatie (bijvoorbeeld thuis) en lang-verblijf-groepen ingeval duidelijk is dat na de behandeling terugplaatsing van de jeugdige naar huis of een andere gezinssituatie niet meer mogelijk is.

De hulpverlening zoals deze binnen de residentiële behandeling plaatsvindt is over het algemeen gebaseerd op (een combinatie van) de eerder beschreven methodes (zie ook hoofdstuk 3).

5.3   Toegang tot de hulpverlening

Halverwege de jaren negentig kwam de regering met een standpunt ten aanzien van de jeugdzorg dat de titel *Regie in de Jeugdzorg* droeg. Het was een reactie op en het resultaat van diverse onderzoeken naar het functioneren van de jeugdzorg, die vooral gekenmerkt werd door versnippering. Centrale term in dit standpunt was dan ook 'samenhang'.

Inmiddels – een aantal jaren later – wordt in 'jeugdhulpverlenings-land' druk gewerkt aan het concretiseren van het nieuwe beleid. Een van de noodzakelijk geachte vernieuwingen is de toegang tot de jeugdzorg, deze vindt zijn weerslag in de opzet van de Bureaus Jeugdzorg (BJZ). Deze bureaus moeten "... een einde maken aan de situatie waarbij elke instelling een eigen toegangspoort heeft en een eigen toelatingsbeleid voert" (Van Yperen & Popeyus, 2000).

Hoe de BJZ's er straks precies uit gaan zien wordt langzamerhand duidelijk. Hoewel het proces daartoe nog niet ten einde is, staat een aantal taken wel vast. Het BJZ vormt straks het ene loket waar de cliënt een passende vorm van jeugdzorg kan krijgen. Als duidelijk is dat de cliënt inderdaad een vraag stelt uit het dienstenpakket van de jeugdzorg, zal het BJZ zorgdragen dat deze aangeboden wordt. In het geval van lichte, ambulante zorg is het BJZ zelf aanbieder van de hulpverlening. Ligt de vraag zwaarder, dan zal het BJZ – na eventueel diagnostisch onderzoek te hebben gedaan – zorgen voor indicatie en toewijzing voor verdere hulpverlening. Uiteindelijk doel is dat er geen sprake meer zal zijn van 'het kastje en de muur ...'.

6   Ontwikkelingen

We hebben nu ongeveer een eeuw aan ontwikkeling van theorieën over hechting, hechtingsproblemen en de behandeling daarvan achter ons liggen. Nog
steeds vindt onderzoek hiernaar plaats en ontstaan nieuwe inzichten. Een
aantal van de ontwikkelingen die van invloed zijn op zowel het begrip 'hechting' als op de behandeling van de gevolgen van problematisch verlopen
hechting, worden in dit hoofdstuk kort besproken.

6.1   Hechtingsstoornis en 'Stoornis op het spectrum van autisme'

In de diagnose en behandeling van autistische stoornissen heeft zich de afgelopen jaren een ontwikkeling voorgedaan die ook invloed heeft op de dia-
gnosestelling van de hechtingsstoornis. In plaats van 'autisme' en 'autisti-
form gedrag' wordt tegenwoordig de term 'stoornis op het spectrum van
autisme' gehanteerd, om aan te geven dat de betreffende stoornis in samenstelling en ernst van de symptomen een grote diversiteit kan vertonen. De
onderkenning van de mogelijkheid van het voorkomen van een milde vorm
van autisme met overeenkomstige kenmerken als die bij een hechtingsstoornis, heeft ertoe geleid dat de afgelopen jaren een aantal kinderen/jongeren,
waarbij in eerste instantie de diagnose hechtingsstoornis gesteld werd,
inmiddels begeleid of behandeld worden vanuit de bijgestelde diagnose
'stoornis op het spectrum van autisme'.

6.2   Toename van aanmeldingen van adoptieproblematiek?

Zoals eerder al werd aangegeven, is het merendeel van de in Nederland
geadopteerde kinderen afkomstig uit het buitenland. Tussen 1997 en 1999
betekende de absolute groei van 666 naar 993 adoptiekinderen een toename
van maar liefst 50%.
Op basis van deze cijfers moeten we rekening houden met een groei van het
aantal geadopteerde kinderen en jongeren die een beroep zullen doen op de
(jeugd)hulpverlening. Vertaald naar de cijfers uit 1999, zal dat een aantal van
zo'n 250 geadopteerde jeugdigen en hun adoptiefgezinnen betreffen. In dit
aantal moet tevens uitgegaan worden van 50 tot 70 jeugdigen bij wie de gang
naar de hulpverlening zal leiden tot een uithuisplaatsing.

6.3 Het 'zozozozo-beleid'

Het zal duidelijk zijn dat de gevoelige periode voor het ontwikkelen van een hechtingsprobleem in de eerste jaren van het jonge kind ligt. Dit lijkt dan ook de meest voor de hand liggende periode voor preventie. In het jeugdbeleid is de afgelopen jaren door het formuleren van een 'zozozozo-beleid' in ieder geval de intentie daartoe uitgesproken. Met dit beleid wordt bedoeld de hulpverlening 'zo tijdig, zo licht, zo kort en zo dichtbij mogelijk' aan te bieden. Voorbeelden van een dergelijke preventie zijn opvoedingsondersteuning en baby-dagbehandeling.

6.4 Thuisloosheid

Een groeiend en zorgwekkend maatschappelijk verschijnsel is het toenemend aantal jongeren dat zonder vaste woon- of verblijfplaats een plek aan de rand van de maatschappij inneemt. De marginalisering van deze groep jongeren, die gepaard gaat met delinquent gedrag, gebruik van alcohol en drugs en prostitutie, baart zowel de hulpverlening als de politiek grote zorgen. De universiteiten van Utrecht en Leiden deden onderzoek naar de achtergronden van het ontstaan van dit gedrag (Thomeer-Bouwens, Tavecchio en Meeus, 1996). Een aantal conclusies ten aanzien van de gehechtheidsgeschiedenis van deze groep jongeren wordt besproken in het boek *Riskant leven. Over jongeren en sociale binding.* (Keesom, Bakker & Warmer, 1999). De thuisloze jongeren uit dit onderzoek geven onder meer aan minder warmte van hun ouders te hebben ontvangen, hun ouders meer als controlerend dan als beschermend en hun opvoedkwaliteiten als onder de maat te hebben ervaren. Deze ervaringen – en de kwaliteit van de hechting die daarvan mede het gevolg is – leiden tot een vergroot risico op thuisloosheid:

"Als gevolg van het grote aantal scheidings- en verlieservaringen dat ze op jonge leeftijd hebben opgedaan en de koele en restrictieve opvoedingsstijl van hun ouders, schiet bij deze jongeren de kwaliteit van de gehechtheidsrelatie ernstig tekort. Deze onveilige gehechtheid werkt vooral door in het onvermogen om op latere leeftijd intieme persoonlijke relaties aan te gaan, een typerend kenmerk van thuislozen."
(Keesom, Bakker & Warmer, 1999)

Met name het onvermogen tot het aangaan en onderhouden van zinvolle contacten blijkt een factor van belang te zijn. Het is de oorzaak van een afwezig of beperkt sociaal netwerk, waar anderen die dat wel hebben, gebruik van kunnen maken om op terug te kunnen vallen als zij hulp behoeven bij het zoeken naar werk, (tijdelijk) onderdak of hulpverlening. Hechtingsproblemen, het onvermogen tot het aangaan en onderhouden van sociale contacten en een beperkt sociaal netwerk vormen daarmee de stepping-stones die leiden naar thuisloosheid.

Literatuur

Aichhorn, A. (1979). *Verwaarloosde Jeugd, De psychoanalyse in de heropvoeding.* Utrecht: Bijleveld.

Ariès, P. (1987). *De ontdekking van het kind, Sociale geschiedenis van school & gezin.* Amsterdam: Uitgeverij Bert Bakker.

Beknopte handleiding bij de DSM-IV. (1996). Vert. [uit het Engels] door G.A.S. Koster van Groos, oorspronkelijk uitgegeven door American Psychiatric Association. Lisse: Swets & Zeitlinger.

Bommel, M. van (red.) (1999³). *Oriëntatie op sociaal-pedagogische hulpverlening.* Houten/Diegem: Bohn Stafleu Van Loghum.

Brodzinsky, D. (1997). *Geadopteerd. Een leven lang op zoek naar jezelf.* Amsterdam: Ambo.

Broos, D. & Dun, K. van (red.) (1997). *Hou me (niet) vast, Hulpverlening en hechtingsstoornis.* Leuven-Apeldoorn: Garant.

Bruininks, A.C. (2000). *Orthopedagogisch groepswerk. Een kijk op de praktijk.* Maarssen: Elsevier gezondheidszorg.

Hart de Ruyter, Th. (1981). *Ontwikkelingspsychopathie, syndroom van fundamentele onveiligheid,* in prof.dr. J.D. van der Ploeg (red.) *Jeugd (z)onder dak. Theorieën, voorzieningen en jeugdigen in de residentiële hulpverlening* (p. 145-175). Alphen aan den Rijn: Samsom Uitgeverij.

Hoog, drs. P. de (red.) (1994). *Praktisch Pedagogische Gezinsbegeleiding. Ontwikkelingen binnen de pedagogische hulpverlening van de SPD.* Utrecht: Somma.

IJzendoorn, M.H. van, Tavecchio, L.W.C., Goossens, F.A. & Vergeer, M.M. (1985). *Opvoeden in geborgenheid: een kritische analyse van Bowlby' s attachmenttheorie,* 2ᵉ herziene druk. Deventer: Van Loghum Slaterus.

IJzendoorn, M.H. van (1999). *Gehechtheid van ouders en kinderen.* Houten/Zaventem: Bohn Stafleu Van Loghum.

Keesom, J., Bakker K. & Warmer S. (1999). *Riskant leven. Over jongeren en sociale binding.* Utrecht: NIZW Uitgeverij.

Kievit, drs. Th., Wit, prof.dr. J. de, Groenendaal, dr. J.H.A. & Tak, drs. J.A. (red.) (1990). *Psychodiagnostiek voor de hulpverlening aan kinderen.* Amersfoort/Leuven: Uitgeverij Acco.

Kok, J.F.W. (1989). *Specifiek opvoeden. Orthopedagogische theorie en praktijk.* Amersfoort/Leuven: Uitgeverij Acco.

Lange, G. de. (1991). *Hechtingsstoornissen: orthopedagogische behandelstrate-gieën*. Assen: Dekker & van de Vegt.

Ministerie van Justitie. (2000). *Statistische gegevens betreffende de opneming in gezinnen in Nederland van buitenlandse adoptiekinderen in de jaren 1995-1999*. 's-Gravenhage.

Munnichs, J. & Miesen, B. (1986). *John Bowlby. Attachment, Life-span and Old-age*. Deventer: Van Loghum Slaterus.

Oosterhof-Beugelink, C. (1984). *Hometraining; een pedagogische vorm van hulp-verlening aan gezinnen met een geestelijk gehandicapt kind*. Groningen: Wolters Noordhof.

Polderman, N. (1998). *Hechtingsstoornis, beginnen bij het begin*, Tijdschrift voor Orthopedagogiek, 37.

Redl, F. & Wineman, D. (1981). *De behandeling van het agressieve kind*. Utrecht: Bijleveld.

Redl, F. & Wineman, D. (1985). *Kinderen die haten*. Utrecht: Bijleveld.

Riksen-Walraven, prof.dr. J.M.A. (2000). *Na twintig jaar gehechtheidsonderzoek: het raadsel van de D' s*. Kind en Adolescent, 21.

Sanders-Woudstra, prof.dr. J.A.R. & Witte, drs. H.F.K. de (red.) (1985). *Leerboek Kinder- en Jeugdpsychiatrie*. Assen: Van Gorcum.

Schagen, M. & Verheij F. (1994) in: L.E. Rietdijk, *Teambegeleiding en individuele werkbegeleiding*. Utrecht: Uitgeverij SWP.

Slot, N.W. & Spanjaard, H. (2000). *Competentievergroting in de residentiële jeugdzorg*. Baarn: Uitgeverij Intro.

Slot, N.W. & Spanjaard, H. (januari 1996). *Ontwikkelingstaken voor ouders van jonge kinderen. Het competentiemodel en gezinsgerichte hulpverlening*. Jeugd en samenleving.

Smis, dr. W. (1981). *Het verwaarloosde kind, Syndroom en behandeling*, 3e her-ziene druk. Leuven: Universitaire Pers Leuven.

Vos-Thiels, E. (1994). *Nota baby-dagbehandeling*, interne nota M.K.D. Roosen-daal: De Stegel/RIAGG Westelijk Noord-Brabant.

Waters, E. (1995). 'The Attachment Q-set' (version 3.0), in: *Caregiving, cultural and cognitive perspectives on secure-base behaviour and working models*. Monographs of the Society for Research in Child Development, 60, p. 234-246.

Winkelaar, P. (1998⁴). *Methodisch werken. Inleiding tot methodisch handelen met en voor mensen*. Maarssen: Elsevier/De Tijdstroom.

Yperen, T. van & Popeyus, E. (2000). *Vernieuwing binnen de jeugdzorg*. Utrecht: Raad voor de Kinderbescherming/NIZW.

Lijst van afkortingen

BJZ	–	Bureau Jeugdzorg
DSM-IV	–	Diagnostic and Statistical Manual of mental disorders, vierde editie
GIH	–	Globale Indicatielijst Hechting
LOGA	–	Landelijke Organisatie Gezinsproblematiek Adoptie
MKD	–	Medisch Kleuter Dagverblijf
OKZ	–	Ouder-Kind Zorg
PPG	–	Praktisch Pedagogische Gezinsbegeleiding
SBD	–	School Begeleidingsdienst
SPD	–	Sociaal Pedagogische Dienst
TGV	–	Therapeutische Gezinsverpleging
VIB	–	Video Interactie begeleiding
VVP	–	Voorziening Voor Pleegzorg
ZAT	–	Zinaanvultest
ZMOK	–	Zeer Moeilijk Opvoedbare Kinderen

Adressen van instellingen en verenigingen

Bureau VIA (Voorlichting Interlandelijke Adoptie)
Postbus 290
3500 AG Utrecht
030-2321550

Stichting Op Kleine Schaal (OKS)
WESP/STAP Trainingen
Componistenlaan 79 - 81
2215 SP Voorhout
0252-219111
0252 225229 (fax)

Landelijke Oudervereniging Gezinsproblematiek Adoptie (LOGA)
Neerpeltlaan 27
5628 PE Eindhoven
040-2489039

De Knoop, Vereniging voor ouders met het 'geen-bodem-syndroom'
Kafmolen 1
7641 KE Wierden
0546-579926

De Cirkel, Zelfhulpgroep voor ouders van kinderen met het 'geen-bodem-syndroom'
Gr. van Kesselstraat 24
5991 CD Baarlo

Oudernetwerk OverSchatten, netwerk voor adoptie- en pleegouders van kinderen met een verstandelijke en een emotionele handicap (Hechtingsproblematiek)
Samenwerkende Ouderverenigingen
Postbus 85278
3508 AG Utrecht
030-2363738

Internetadressen van relevante websites met betrekking tot de hulpverlening aan cliënten en/of cliëntsystemen met hechtingsstoornissen

Websites van ouderverenigingen

http://home.tiscalinet.be/contactgroepwatnu/loga.html
http://home.tiscalinet.be/contactgroepwatnu/oversch.html
http://www.spin.nl/cirkel.htm
http://www.hechtingsstoornis.nl

Website van het Bureau VIA

www.adoptie.nl

Websites met veel verwijzingen over adoptie en/of pleegzorg

www.startkabel.nl/k/adoptie
www.mobiel-pleegzorg.nl (tijdschrift voor pleegzorg)
www.pleegzorg.nl

Website met algemene informatie voor jeugdzorg en jeugdhulpverlening

www.jeugdinformatie.nl
http://jeugdzorg.pagina.nl

Lightning Source UK Ltd.
Milton Keynes UK
UKHW021120040322
399575UK00006B/551